U0381148

冯氏捏积派 小儿推拿

FENG SHI NIE JI PAI XIAO ER TUI NA

郑 军 佘继林 ◎编著

青岛出版社

QINGDAO PUBLISHING HOUSE

图书在版编目（CIP）数据

冯氏捏积派小儿推拿 / 郑军, 佘继林 编著. — 青岛:青岛出版社, 2015.1
ISBN 978-7-5552-0739-9

Ⅰ.①冯… Ⅱ.①郑… ②佘… Ⅲ.①小儿疾病—推拿 Ⅳ.①R244.1

中国版本图书馆CIP数据核字（2014）第098483号

书　　名	**冯氏捏积派小儿推拿**（附赠光盘）	
编　　著	郑　军　佘继林	
出版发行	青岛出版社	
社　　址	青岛市海尔路 182 号（266061）	
本社网址	http://www.qdpub.com	
邮购电话	（0532）68068026　　13335059110	
责任编辑	刘晓艳　王秀辉	
封面设计	毕晓郁	
照　　排	青岛双星华信印刷有限公司	
印　　刷	青岛嘉宝印刷包装有限公司	
出版日期	2015 年 1 月第 1 版　2016 年 12 月第 1 版第 3 次印刷	
开　　本	16 开（710 mm × 1010 mm）	
印　　张	12.5	
字　　数	150千	
图　　数	80	
印　　数	15001-20000	
书　　号	ISBN 978-7-5552-0739-9	
定　　价	35.00 元	

编校质量、盗版监督服务电话　　4006532017　　0532-68068638

印刷厂服务电话：0532-83806662

本书建议陈列类别：中医保健　　小儿推拿

序

中医药学，是中华民族灿烂文化瑰宝中的一颗耀眼的明珠。它植根于中国传统文化的沃土中，绵延传承数千年。随着当今科学技术的飞速发展，人们的生活方式和疾病谱也发生了改变，人们对健康水平和生活质量提出了更高的期待。"回归自然"成为人们的主流意识，医疗也从单纯的生物学医疗模式转为了生物、心理、社会的整体医疗模式，而中医以其天然药物和自然疗法，以及治病求本、辨证施治的优点，越来越受到人们的欢迎。

捏脊疗法又称"捏积疗法"，是中医外治推拿疗法之一，广泛用于儿科，因推拿作用的部位在人体的脊柱，故称为"捏脊"，同时捏脊疗法因经常治疗小儿积滞、疳积，所以又称"捏积疗法"。冯氏捏积疗法是北京地区著名的中医小儿推拿流派。冯泉福先生是全国名老中医、冯氏捏积疗法的第四代传人，冯氏捏积疗法历时 150 多年，以其疗效显著而享誉京城。本书作者从事中医儿科工作几十年，曾经跟随冯老学习冯氏捏积疗法多年，并帮助冯老整理研究冯氏捏积疗法，开展了关于冯氏捏积疗法的系列科学研究工作并获奖。作者收集整理了冯氏捏积疗法的历史资料，在书中介绍了冯氏捏积疗法的起源、发展，详细说明了冯氏捏积疗法的作用机理、操作手法，以及治疗的病症和保健原理。同时，作者根据多年的临床经验，在冯氏捏积疗法应用的基础上摸索出与之配套的推拿手法、保健食疗，使之临床治疗效果更好。

编　者

2014 年 12 月

冯氏捏积疗法第四代传人、名老中医——冯泉福

冯泉福先生

冯泉福与名医关幼波（右）、原北京中医医院院长张敬发合影

1987年11月冯老出席了在北京召开的自然医学国际会议

冯泉福先生与京城名医施今墨先生交谈

冯泉福与徒弟吴栋

冯老与来自全国各地的参加冯氏捏积疗法学习班的师生合影

冯泉福家人捐献的制作冯氏化痞膏的浸药大缸，现保存于北京中医医院院史馆

冯氏消积散

冯氏化痞膏

冯老参加义诊

冯老为患儿做冯氏捏积治疗　　　　　　冯老演示冯氏捏积手法

献　词

低头爱抚着身边的孩子，
抬头展望着祖国的未来。

"是哪位元帅下的命令，
把十个兵种的三十万大军，
从四面八方、齐刷刷地
　　开进孩子中间？"

"啊，社会主义祖国，
　　是我们的元帅。
我们三十万人的胸怀里，
都有一颗热爱祖国的心！"

冰心

注：十个兵种、三十万大军，指北京市各条
　　战线，从事儿童少年工作的全体同志。

冯泉福同志：

您在抚育、培养、教
育儿童少年工作方面做
出了显著成绩。被评为
1983年北京市儿童少年
先进工作者。

北京市儿童少年工作
协调委员会
一九八三年五月

冯老荣获1983年北京市儿童少年先进工作者

目录
CONTENTS

目
录
CONTENTS

目 CONTENTS 录

第一章

冯氏捏积疗法的 历史

　　冯氏捏积疗法有 150 多年的历史，是在北京地区享有盛誉的中医特色疗法，在全国也有很大的影响。冯泉福教授是冯氏捏积疗法的第四代传人，在北京中医医院建院之初，到儿科主持捏积室工作，几十年来冯老解除了成千上万儿童的病痛之苦，也使冯氏捏积疗法得以传承和发展。

冯氏捏积疗法是在北京地区享有盛誉的中医特色疗法,冯泉福教授和冯氏捏积疗法在全国尤其是北京地区有很大的影响和良好的口碑,有着广泛的临床基础,到冯泉福教授(1902—1989)这一代,已经历经四代,具有150多年的历史。

一 冯氏捏积疗法的起源

冯泉福教授是满族人,其祖辈随多尔衮进京,因为是旗人,可以拿朝廷的饷钱,生活富足有保障,因此早年冯家并不以此为生,只是有亲戚朋友介绍过来的人才给看病治疗,也不收费,病看好后,往往是患儿家的父母送些礼品作为酬谢。冯氏医家在清朝末年开始在北京从事小儿的捏积医疗工作,其父冯沛成老先生精通祖传捏积术,又擅长祖传冯氏化痞膏及冯氏消积散的炮制。1923年,年仅21岁的冯泉福先生正式随父亲冯沛成老先生系统学习冯氏捏积疗法和冯氏消积散、冯氏化痞膏的制作,在临床学习和实践中,冯泉福先生努力提高自身的诊疗水平。清朝覆灭后,特别是日本侵华时期,由于冯家生活日渐窘迫,加上前来求医的人也逐渐增多,在1940年冯家才正式开业行医,当时主持诊所的就是冯泉福先生和他的父亲冯沛成老先生,这种情形一直延续到新中国成立后。

二 冯氏捏积疗法的创立

1940年冯氏医家在北京西城区众议院夹道4号的住所内正式成立"冯大夫诊所"对外应诊。古老的捏积疗法,经冯氏医家四代精心钻研,逐步形成了冯氏捏积疗法的特有风格。在治疗手法上,以推法为先导,同时配合了推、捏、捻、放、提、揉和按等手法。在治疗方法上以手法治疗为主,同时配合了口服冯氏消积散和外敷冯氏化痞膏,这样就构成了冯氏捏积疗法简便、疗效明显的两大优点,得到老百姓的称赞和认可。

 ## 三 冯氏捏积疗法的传承和发展

新中国成立后,由于人民生活安定且有保障,冯氏捏积疗法以它显著的疗效、简易的方法、低廉的价格深受广大百姓欢迎。前来就医的人数日益增多,冯沛成老先生因为年事已高渐渐不再亲自捏积了,由冯泉福先生主持诊疗工作,冯泉福先生的大姐、四弟、五弟、侄女也先后从事冯氏捏积工作。

当时的情况是,一年中除农历正月初一至初五休息外,其余360天日日应诊。每年到了夏季,尤其立秋前后,是就诊高峰,每天前来捏积的患儿成百上千,在诊所的院内搭一座高天棚,将长条板凳放在东、南、西三面供患儿家长坐,让小孩趴在大人腿上将脊背露出,捏完后马上让出座位给等在后边的人,由于需求捏积的患儿太多,从事捏积治疗操作的人工作量非常大。据冯老的家人回忆,每日天不亮就能听见门外排队候诊的嘈杂声,冯家诊所是每天清晨5点钟开门看诊,门外早已排起了蜿蜒的长队,到八九点钟时等候捏积诊疗的队伍可以沿着胡同拐几个弯一直排到胡同口。队伍旁边是卖各种食物、儿童玩具的小贩,十分热闹。一般到上午11点左右,病人才能逐渐少下来,有时到中午12点还不能结束。在这个季节冯家是全家出动。冯泉福先生和四弟、五弟负责诊疗和捏积,冯泉福先生的大姐、侄女负责发放冯氏消积散和冯氏化痞膏,其他家人负责维持排队秩序。每天捏积治疗结束后,冯泉福先生的衣服都被汗湿透了,能拧出水来。冯家人还要把病人队伍经过的胡同打扫干净。捏积需要连续捏6天,第4天免费发给适量的冯氏消积散,第5天需要家长买膏药,有些经济不富裕的家庭,冯家知道了也不收费,相当于免费给予治疗。

对于捏积的疗效,据冯老的家人回忆,一次一位中年男子带来一个 10 岁左右的男孩,男孩面黄肌瘦,细脖头大,肚子很鼓,而且有硬块,当时冯沛成老先生也在场,认为是"痞",病已很重,于是对他进行了特殊的治疗,捏积的手法加重,时间延长,药也吃了两三次,膏药除肚脐外,在肚子两侧、后腰也予贴敷。在治疗过程中听家长说孩子食欲、精神均有好转,吃消积散后排出很多酸臭之物。一个月后患儿家长再来买膏药时说孩子身体已大为好转。冯家孩子小时候每当不好好吃饭、身体消瘦时也接受捏积治疗,服消积散、贴化痞膏,冯老家的大人遇有身体不适也互相捏积治疗。

冯家诊所制作"冯氏消积散""冯氏化痞膏"的药材大部分是从当时位于宣武门内大街的同春堂药店购进的,都是选上好的药材,有时药店进了好药如麝香等,也会主动通知冯家诊所。冯氏消积散就是由同春堂药店加工轧好单味的药面送来,由冯家诊所加工过箩后按药量精心配制而成的。据冯老的家人回忆,熬制冯氏化痞膏一般是在每年阴历 4 月 28 日,传说这一天是药王的生日,也是因为此时天气不冷不热,雨水不多,又将面临用药高峰。熬制化痞膏需要连续制作几天,膏药熬制的前一天需将药材分好,将先下的药放入经过长时间沉淀澄清的香油内浸泡。熬膏药用风箱灶火,以便于随时控制熬制火候的大小。熬制膏药主要由冯沛成老先生坐镇指导,熬膏药时要用桃木棍不停地搅动,看火候按次序下药。熬制一锅需要一个多小时,每天要熬两三锅。熬好的膏药放入凉水中冷却形成药坨,取出后码放在屋檐下任风吹雨淋,为的是消除膏药的"火气",否则贴在皮肤上容易起疱。制作膏药时将膏药坨放入小铁锅内火上烊化,用戥子称重保证一定的重量,摊在白布上待凉后对折收起。膏药一般是提前几天做好,时间长了也会变老粘不住。在发放膏药时都要叮嘱家长膏药要放在火旁慢慢烤软,不能放在蒸锅上熘热,以防麝香等可挥发药随热蒸汽跑掉影响疗效。

冯氏医家在几十年的制作膏药的实践中总结出不少的宝贵经验,概括起来就是"选料优良、精工细作、掌握火候"。在选用药材时,均选用上等药材,甚至连所用的芝麻香油为了净化清洁,都要放置一年,沉淀过滤后方可使用。在制作膏药过程中掌握好"火候"对保证药膏的质量尤为重要,火候不足,膏药使用时容易滑脱移位,火候过大,可使膏药失去黏性,不易敷贴。用冷水浸泡膏药坨时,要求时间不能少于半年,以减少膏药对孩子皮肤的刺激性。

1954 年冬,中国医学科学院儿科研究所派了两位女大夫来到冯家诊所考察冯氏捏积疗法,对确诊为有"积"的患儿进行了临床观察,分别在捏积治疗前、捏积期间、吃药后、治疗 6 天后及 1 个月后等不同阶段,用西医方法对患儿进行检查、化验,并根据患儿及其家长叙述的症状改善情况来确认捏积疗法是否有效。经过临床观察结果,答案是肯定的。1956 年在中国医学科学院儿科研究所的帮助下初步总结整理了冯氏捏积疗法,形成了最初的冯氏捏积疗法的文字资料。

1956 年冯泉福先生受聘参加了北京中医医院半日工作。1959 年 11 月冯泉福先生响应国家的号召,毅然关闭了自家的诊所,放弃了丰厚的收入,正式到北京中医医院工作,担任儿科捏积室负责人,主持捏积室工作,带徒传授冯氏捏积疗法。冯泉福先生向医院献出了"冯氏消积散"和"冯氏化痞膏"的祖传秘方,并捐献了冯家保存的用于制作膏药的 18 两麝香。同时,冯泉福先生的四弟、五弟、二侄女也到北京市二龙路医院参加了工作,从事冯氏捏积治疗工作。至此"冯大夫诊所"完成了历史使命,而冯氏捏积疗法开始了新的里程,并有了更大的发展。

四 冯泉福先生获得的荣誉

　　冯泉福先生在取得医生资格后受到党和政府及社会的广泛重视。1956年被北京市西城区卫生局指定为中医组组长,主要是组织个体开业的中医大夫开展活动。当时的《健康报》《北京日报》《北京晚报》等多家媒体对冯氏捏积疗法进行了相关报导,中国医学科学院的院刊《医药卫生快报》也介绍了冯氏捏积疗法的有关活动。京城四大名医之一施今墨老先生特别邀请冯泉福先生去他家,询问冯氏捏积疗法治疗的情况。施老先生在收徒弟时还特别邀请冯泉福先生做嘉宾。

　　冯泉福先生先后担任北京市西城区第二、第三届政协委员;1958年还被选为西城区第三届人大代表。在冯家搬到东城区府学胡同后,他又被聘为东城区政协委员。1958年他被吸收加入中国农工民主党,参加了农工民主党组织的各种医学学术活动,曾多次在学术会议上介绍冯氏捏积疗法。1966年他被聘为北京市中医学会理事。在此期间他撰写发表了《冯氏捏积疗法概要》(《中医争鸣》第11期)、《话说捏积》(《北京中医》1958年第6期)、《捏积疗法的临床应用》等,为中医学会举办的各种培训班、进修班编写了冯氏捏积疗法讲义并授课,积极参加北京中医医院儿科围绕捏积开展的科研活动。1962年1月5日,他还受到陈毅、聂荣臻、陆定一的邀请,出席了在人民大会堂宴会厅举行的新年宴会。1983年5月,冯泉福教授被评为当年"北京市儿童少年先进工作者";同年6月,在他不再担任北京市中医学会理事后,被聘为儿科学科顾问;1985年,他作为代表参加了"北京市统战系统为四化服务先进集体和先进个人代表表彰大会";1986年获得北京市卫生局授予的从事中医工作30年荣誉证书;1987年被北京中医药学术研究促进会聘为理事;1987年11月应邀出席了在北京召开的自然医学国际会议。

　　北京中医医院建院之初,冯泉福先生和京城众多名老中医一样,响应国家的号召,毅然放弃了自家的私人诊所和丰厚的收入,到北京中医医院儿科主持捏积室工作,几十年来冯老为成千上万的儿童解除了病痛,冯氏捏积疗法高峰时期每年治疗量达 10 万人次以上。冯泉福先生行医 60 余年,技术精益求精,以娴熟的手法和良好的疗效而盛名于京城百姓之中。许多人提及北京中医医院儿科,就自然联想到冯氏捏积疗法,在北京地区,甚至全国都有很大的影响。

从北京中医医院 1956 年成立开始至今,儿科捏积室一直传承、开展冯氏捏积疗法。医院专为冯泉福教授配备了多名徒弟及研究助手,传承冯氏捏积疗法。在 1980 年开展了冯氏捏积疗法对疳积小儿小肠吸收功能的影响研究;1981 年开展冯氏捏积疗法对小儿胃泌素功能的观察研究;1983 年开展冯氏捏积疗法对小儿尿淀粉酶活性的影响及胰功肽影响研究;1995 年开展次声治疗仪模拟冯氏捏积疗法治疗小儿厌食症临床疗效研究;1999 年开展了冯氏化痞膏剂型改革 —— 化积膜研制及临床实验研究;2001 年开展了冯氏捏积疗法对小儿缺铁性贫血的临床观察研究;2007 年进行了冯氏捏积疗法治疗小儿厌食症的研究;2010 年进行了冯氏捏积疗法规范化研究及治疗脾胃气虚型小儿厌食的观察研究。获得了十余项科研成果。

目前已发表关于冯氏捏积疗法研究的相关论文 30 余篇。1985 年由冯泉福教授的助手佘继林主任医师,整理冯氏捏积疗法的中医机理,出版了《冯氏捏积疗法》(知识出版社)。2012 年佘继林主任医师又出版了《小儿捏积疗法》。

1984 年北京中医医院儿科举办了"全国冯氏捏积疗法学习班",全国各地的 30 多名儿科医师参加了培训学习,在学习班上冯泉福教授亲自讲课、现场演示冯氏捏积手法,受到大家的欢迎。此后北京中医医院儿科先后组织了多次冯氏捏积疗法的学习班,培训进修医师、社区医师。自 2008 年开始每年北京中医医院与国内贸易部联合举办"发展中国家传统医学保健技术培训班""发展中国家传统医学妇幼保健技术培训班",每届冯氏捏积疗法都是重点的讲座、演示内容,受到来自世界各国医务人员的欢迎。

2011 年北京中医医院儿科依托北京市科委"首都特色临床医学应用"课题项目,通过北京中医医院图书馆、文献馆、声像室、中国期刊全文数据库,搜集冯氏捏积疗法创始人冯泉福教授的学术思想及对该疗法技术的文字、录像记录资料,以及冯泉福教授助手、学术继承人关于该疗法的文字、录像记录资料和早期关于冯氏捏积疗法的临床研究文献。经过科学研究及临床疗效验证,编著了冯氏捏积疗法的规范化操作文本、冯氏捏积疗法规范化治疗小儿厌食症技术操作规范文本、捏积疗法文献汇编、冯氏捏积疗法大事记、冯氏捏积疗法基层推广文本,弥补了多年来由于缺乏完整的技术操作规范及没有形成一套完整的技术诊疗规范文本的不足,为冯氏捏积疗法的临床推广提供科学依据。

同时通过翻阅大量历史资料,走访冯老家人,拍摄了反映冯泉福老中医学术思想和行医历程的宣传录像片《誉载京城"捏积冯"》及冯氏捏积疗法规范化技术操作光盘《冯氏捏积疗法(中英文版)》。拍摄冯老与冯氏捏积疗法的渊源,为后人留下宝贵的历史资料,也是对中医独特疗法的传承与发展。

冯氏捏积疗法被国家中医药管理局推荐入选科技惠民计划先进科技成果,"冯氏捏积手法治疗小儿缺铁性贫血(脾胃虚弱型)的临床应用研究"入选国家中医药管理局特色诊疗项目,冯氏捏积疗法入选北京市中医管理局"百人百项计划"、北京市公民中医药健康素养基本知识与技能。同时北京中医医院被列为中医特色诊疗项目培训基地单位。2009年冯泉福教授的家人将已有200多年历史的冯氏医家早年开办"冯氏诊所"时制作冯氏化痞膏使用的浸泡中药的大缸捐献给了北京中医医院,同时捐献了关于冯氏捏积疗法的部分资料和照片。北京中医医院极为重视,医院党委副书记、院办主任亲自前往冯老家接受捐赠,在捐赠仪式上向冯老的家人颁发荣誉证书和纪念品。2010年北京中医医院成立院史馆,将大缸作为馆内藏品永久展示。冯氏捏积疗法这个早年流传于民间的实用医疗技术,经过几代人长期不断地发掘、发展、提高、推广,成为祖国医学宝库中的一朵奇葩,能够在临床上更好地为人民群众服务。

第二章

冯氏捏积疗法
概述 }

　　在中医推拿疗法中,捏法是其中之一,在捏法中有作用于人体脊背部的穴位进行治疗的方法,故以其治疗部位命名,叫捏脊。捏脊又称为捏积,有治疗疳积、积滞的含义,是以其手法治疗的疾病命名,例如,比较著名的冯氏捏积疗法。

一　推拿概要

小儿推拿古代称作小儿按摩,是以中医理论为指导,应用各种手法作用于小儿肌体,调整人体的脏腑气血功能,从而达到防病治病的目的。

按摩的历史悠久,早在远古时期,古人们就有了摩擦生热,热能暖身、活血、镇痛的感性认识。并在长期的劳动生活实践中,逐步积累了按摩治病的经验。

迄今为止,在我国最早的长沙马王堆出土的医学专著《五十二病方》中,即有"匕周婴儿瘈"的记载,也就是用钱币刮法治疗小儿疾病。该书中还记载了包括刮等十余种按摩手法。在医学经典《黄帝内经·素问》中就有了有关推拿疗法"寒气客于肠胃之间,膜原之下,血不得散,小络急引故痛,按之则血气散,故按之痛止"的记载。如"形数惊恐,经络不通,病生于不仁,治之以按摩醪药",意思是讲当人的形体多次遭受惊恐,造成经络不通,而发生麻木不仁,治疗应当使用按摩和服用药酒。在《史记》扁鹊列传中也记载了有关推拿疗法的内容。由此可见,推拿疗法到了秦汉时代也有了相当的发展,在《汉书·艺文志》上曾记有"黄帝岐伯按摩十卷"的书目,与此同时中医理论中的阴阳五行、营卫气血、经络学说也逐渐成形,给推拿疗法又奠定了理论基础。

魏、晋、隋唐时期,按摩疗法开始盛行,在隋代就专门设有按摩博士的职务。唐代的"太医署"中也专门设立按摩科。唐代孙思邈在他的医学专著《千金要方》中以很大篇幅论述了小儿疾病的推拿疗法,特别是应用膏摩法的居多,如运用"五物甘草生摩膏方"治病防病。

明清时期,小儿推拿体系开始建立,其标志是《小儿按摩经》的问世和一批小儿推拿专著的诞生。《小儿按摩经》收录于明代杨继洲的《针灸大成》中,其全面论述了小儿推拿的诊断方法、小儿推拿的常用八法及小儿推拿的穴位图谱。

由于小儿推拿的学说及理论的逐渐成熟,促进了小儿推拿手法的发展及研究。从开始的单一手法,到后来的复式手法,手法逐渐增多。复式手法是在单一手法的基础上将多个穴位、多种手法联合应用,因此疗效也较单一手法更加显著。同时,历代医家在长期大量的临床实践中不断探索总结,也归纳出了一些适合小儿的特定穴位,即小儿推拿的特定穴位。这些穴位大多分布在人体的头面、四肢等部位,所以小儿推拿的穴位除包括经典的"经络学说"的十四经穴、经外奇穴,也包括了小儿推拿的特定穴位。

二 捏脊疗法

1. 捏脊疗法的渊源

捏脊疗法源于小儿推拿,而小儿推拿又是中医推拿疗法的一个重要分支。小儿推拿的临床操作方法,最早的记载为《五十二病方》的"婴儿病痫方""婴儿瘛方"。现小儿推拿常用手法之捏脊,最早记载于晋代葛洪的《肘后备急方》,其载曰"卒腹痛 …… 拈取其脊骨皮,深取痛行之,以龟尾至顶乃止。未愈,更为之",此段文字描述了捏脊的适应证、操作手法及作用部位。至隋唐时期,按摩推拿已渗透入儿科,并应用于小儿日常保健中。《外台秘要》中有"疗小儿夜啼 …… 又以儿母手掩脐中,亦以摩儿头及脊验"的记载。唐代大医家孙思邈在《千金要方》中记载了膏摩治疗多种小儿疾病,并将膏摩用于小儿保健推拿。宋代《颅囟经》及钱乙的《小儿药证直诀》的问世,形成了儿科理论体系,为小儿推拿的发展奠定了理论基础。且钱乙在《小儿药证直诀》中,也有小儿推拿的记载,如"手掐眉目鼻面,甘桔汤主之",其用掐法配合药物治疗"肺热";在《太平圣惠方》中记载有膏摩治疗小儿病症,如"粉摩法",其治"小儿壮热",浴后以粉摩之;用捏法治"小儿疖";摩脐治"大便不通"等。明代以后,小儿推拿开始发展壮大,逐渐形成独立的学科。明代杨继洲的《针灸大成》中就记载有四明陈氏所著的《小儿按摩经》,这是我国现存最早的小儿推拿专著,而"推拿"一词最早见于明代万全的专著《幼科发挥》中。同时代的有关小儿推拿的著作还有明代龚云林的《小儿推拿方脉活婴秘旨全书》,这是一部儿科推拿专著,论述了小儿推拿理论及具体操作方法,其论述多以歌赋形式出现,图文并茂,便于临床掌握应用,被誉为"推拿最善之本",详尽论述了小儿的生理、病理、诊察及小儿推拿的原理等,广为后世引用。清代小儿推拿的理论基础更加成熟,临床应用更加广泛,同时涌现出了大批对后世影响深远的著作,如熊应雄所著的《小儿推拿广意》、骆如龙所著的《幼科推拿秘书》、周松龄的《小儿推拿辑要》、张振鋆的《厘正按摩要术》、夏禹铸的《幼科铁镜》等。

小儿推拿是以中医辨证理论为基础,通过穴位点按及推拿手法以调节脏腑、疏通经络、调和气血、平衡阴阳,从而达到改善儿童体质、提高机体免疫力的治疗、保健方式。其运用中医的阴阳气血、经络等基础理论为指导,临床辨证配穴,通过推拿手法对穴位及经络进行刺激,经络联系脏腑,十二经脉、奇经八脉、十二经别、十五络脉,纵横交错,出入表里,通达上下,完成联络脏腑之功用;腧穴亦可以治疗脏腑的病变,可使气血运行,抵御病邪。小儿推拿不同于成人,存在相当数量的小儿推拿特定穴,是小儿推拿在发展过程中,经前人摸索总结归纳出的既方便于操作又具有良好临床疗效的穴位。经穴合用,以合阴阳、通经络、调脏腑、培元气,使阴平阳秘、气血调畅、各脏腑器官功能协调,祛病健身。由此可知,经络、腧穴与脏腑的联系及经络、腧穴的功能作用是小儿推拿作用的根本。

捏脊疗法最早可追溯至我国魏、晋时期。在晋代,当时出现了一位中医名家,他就是晋代的葛洪先生,葛洪在他所著的医书《肘后备急方》中,最早记录了捏脊疗法的手法、作用部位及所治的疾病。他在医书中写道:"治卒腹痛方 …… 使病患俯卧 …… 拈取其脊骨皮,深取痛引之,从龟尾至顶乃止。未愈,更为之。"说的是治疗突发的腹痛,让病人俯卧位,沿着病人的背部的脊柱骨从下到上采用拈捏皮肤的方法进行治疗。此外,唐代大医家王焘在《外台秘要》一书中也记载了用手指夹取患者脊骨处皮肤,反复十余次,可治小儿夜啼。清代的张振鋆在按摩专著——《厘正按摩要术》中记载了蘸葱姜汁由颈部大椎穴向下直推至龟尾穴,治疗伤寒骨节疼痛。随着医学的不断发展,在明代专门设立了按摩科,为医学十三科之一,此时推拿名家辈出,推拿专著大量涌现,明清时期是小儿推拿较为兴盛的时期,推拿在民间广泛流传,发展了许多特色的推拿治疗方法,也形成了不同的推拿流派。关于捏脊手法的记载,散见于各类按摩专著中,直到 20 世纪 60 年代,捏脊疗法的专著才相继问世。

2. 捏脊疗法的流派

捏脊疗法历史悠久、源远流长,是祖国医学的重要组成部分。千百年来在小儿疾病的防治中发挥了重要作用。捏脊疗法是祖国医学特色外治法,是古人在长期社会医疗实践中逐步摸索出的一种脱胎于古老按摩手法(捏、拿等手法)的一种疗法。捏脊疗法经过历代医家探索完善,以中医基础理论为指导,拥有自己独特的理论体系,使用多种手法作用于人体脊背的经络、穴位,以调整人体脏腑、气血功能,从而达到防治疾病的目的。捏脊疗法因其作用于脊柱,故称"捏脊",常用以治疗小儿疳积、积聚等疾病,故又称为"捏积"。随着中医学的发展,捏脊手法出现不同的流派。南方地区捏脊时多采用三指捏法,双手手心朝下;北方地区以北京地区"冯氏捏积疗法"为代表,采用二指捏法,双手手心朝上。两种捏脊有其不同之处:

(1)三指捏法 以拇指横抵于皮肤,食指、中指两指置于拇指前方的皮肤处,以三指指腹相对用力捏拿肌肤,两手交替向前捻动。同时拇指向上推移,从龟尾至大椎穴止为一遍,如此反复捏拿,在捏拿三下或五下的同时提拿一次,临床

三指捏法

称为"捏三提一""捏五提一"。且三指捏法捏拿提的力量相对较小,主要刺激夹脊穴。因地域的影响,南方地区气候温暖,南方人肌肤薄、腠理疏松,采用较轻刺激即可激发阳气,故采用该手法者居多。

(2)二指捏法 双手腕关节略向尺侧偏斜,食指中节桡侧横抵于皮肤,拇指置于食指前方的皮肤处,以拇指、食指捏拿皮肤,两手交替向前捻动,从下至上,龟尾至大椎穴为一遍,如此反复。其中一遍在捏拿的同时提拿一下,临床操作时

两指捏法

可以根据不同的情况选择推拿的部位和穴位。且两指捏脊捏拿提的力量相对较大，同时伴有双手食指紧贴抵住脊柱的皮肤，可以加重刺激督脉及膀胱经。因北方地区天气寒冷，人的腠理紧闭、肌肉丰厚、皮肤坚实，宜重刺激，故采用该种疗法者居多。

（3）捏脊治疗时间及疗程　捏积疗程及间隔时间不等，但大都每日治疗 1 次，连续 5~7 天为一个疗程，休息 2~7 天后可进行下一疗程的治疗。

三　冯氏捏积疗法

1. 冯氏捏积疗法作用机理及应用

冯氏捏积疗法是以中医的阴阳五行、经络学说作为基础理论，并以中医的辨证施治为原则，通过捏拿小儿的脊背，来达到治疗小儿疾病目的的治疗方法。

按照中医的理论，人体在正常的生理活动中，作为人体的阴阳应该保持着对立而又统一的协调关系，一旦这种相对的平衡状态受致病因素的影响而失去平衡，出现了阴阳的偏盛或偏衰，疾病就会随之产生。中医的所谓"阴平阳秘，精神乃治"的观点，讲的就是这个道理。此外，中医还应用阴阳互根的属性进一步说明人体的阴阳相互依赖和相互滋生的关系。例如，就人体的气血来讲，气为阳，血为阴，因此阳气和阴血在体内就形成了一种相互依赖和相互滋生的协调关系。在气与血的关系中，中医又认为，气为血之帅，气行则血行，气滞则血瘀。冯氏捏积疗法就是根据中医这些基本理论，通过捏拿小儿的脊背，振奋小儿全身的阳气，推动全身气血的运行，来平衡阴阳，达到治疗小儿疾病的目的。这是因为就其人体的腹背来讲，腹为阴、背为阳，而脊柱又在人体背部的中央，督脉循脊而过，督脉的特定循行路线就决定了它具有主统全身阳气的功能。同时从督脉循行路线来看，它的起始部位与阴经任脉相连,自下而上,贯通脊背,络肾通脑,再加上人体经络本身遍及全身,无处不至的特点,使督脉可以沟通人体的表里、内外。因此,通过捏拿小儿的脊背,振奋督脉的阳气,就可以推动全身气血的运行,调整全身的阴阳平衡,达到治疗和预防疾病的目的。

除了上述督脉的治疗作用外,由于足太阳膀胱经的循行路线位于督脉的两旁,因此在捏拿小儿脊背的时候,足太阳膀胱经也得到了相应的刺激,在这条经脉上分布着与人体内部脏腑解剖部位相邻近的脏腑腧穴,如肺俞、厥阴俞、心俞、膈俞、肝俞、胆俞、脾俞、胃俞、三焦俞、肾俞、大肠俞、小肠俞、膀胱俞等,这些腧穴通称背俞。通过对这些腧穴的良性刺激,不仅可以协调小儿脏腑之间的功能,促进机体的机能活动,而且还可以通过对小儿某些腧穴的重点捏拿来治疗某些脏腑的疾病。总而言之,冯氏捏积疗法可以对小儿起到调阴阳、理气血、和脏腑、通经络的治疗效果,也是通过对督脉和足太阳膀胱经良性刺激的共同结果。

近些年来,通过研究冯氏捏积疗法的治疗原理,总结冯氏捏积疗法的临床治疗效果,取得了一定的研究成果,冯氏捏积疗法除治疗小儿疳积外,对一些消化系统疾病,如营养不良性贫血、厌食、腹泻、便秘、腹胀腹痛等,呼吸系统疾病如反复呼吸道感染、哮喘缓解期及小儿夜啼等疾病,治疗效果也很好。经过冯氏捏积疗法治疗后,病儿的体质及食欲不振、睡眠不实、腹泻、便秘等症状都会有不同程度的改善,有些病儿的体重、血红蛋白也有所提高。应用反映人体小肠吸收功能的 D- 木糖吸收试验,对疳积病儿进行捏积疗法治疗后的临床观察表明,绝大多数患儿的小肠吸收功能均有明显的改善;用测定小儿血清胃泌素的试验方法,来评价疳积病儿的治疗效果,患有疳积病儿的血清胃泌素的水平较正常儿童为高,经过冯氏捏积疗法治疗后,绝大多数病儿的血清胃泌素都可恢复到正常的范围。

总之,冯氏捏积疗法的治疗原理,是以严谨的中医理论作为依据,同时也被现代科学证实是一种行之有效的治疗方法。本疗法除了对消化系统有着明显的治疗效果外,对造血系统、神经系统等都有促进作用,随着现代科学研究的发展,这一古老的中医特色疗法必将会更好地为儿童医疗保健事业服务。

2. 口服冯氏消积散

冯氏消积散是冯氏祖传验方,是冯氏捏积疗法中独有的,也是冯氏捏积疗法组成部分之一,由熟大黄、砂仁等药物组成,熟大黄清热消积,砂仁理气开胃和中,具有消积化滞、通便行气之功效。消积散在冯氏捏积疗法中使用,用于小儿疳积、消化不良、饮食停滞失调引起的小儿食滞积聚、停食停乳、腹胀腹痛、胸脘痞闷、腹胀、便秘等。

3. 贴敷冯氏化痞膏

冯氏化痞膏是冯氏祖传验方,在冯氏捏积疗法过程中使用,捏积每一疗程贴敷一贴。由大黄、当归、官桂、龟甲、麝香等药物组成。大黄、当归清热活血,龟甲软坚散结,官桂温阳和中,麝香香窜走络。具有消积化痞、散寒止痛之功效。制成膏药外敷用于治疗小儿脾胃不和引起的停食停乳、腹胀腹痛、面黄肌瘦、夜啼不安等。

4. 冯氏捏积疗法操作手法

双手的中指、无名指、小指握成空拳状,食指半屈,拇指伸直并对准食指的前半段,双手手心相对朝上,从患儿尾椎下的长强穴(实际操作可从尾骨)开始,沿着督脉捏拿至大椎穴。如此循环,捏拿6遍。捏第5遍时,根据患儿不同的临床症状采用"重提"的提拿手法,有针对性地刺激背部的腧穴。最后一遍捏拿结束后,揉按肾俞穴10次。

长强、大椎

两指捏法

揉按肾俞穴

5. 冯氏捏积手法操作要领

冯氏捏积手法是集推、捏、捻、放、提、揉、按操作手法之大成,它包含了小儿推拿中的推法、捏法、捻法、放法、提法、揉法、按法等常用手法。

推法 操作者手心朝上,用双手的食指第 2、第 3 节的桡背侧紧贴着患儿脊骨部位的皮肤,双手交替,自下而上均匀而快速地向前推。

操作要领: 双侧食指在向前推动的瞬间,力量不可过猛,如果力量过猛,容易出现滑脱,或划伤患儿的皮肤。

推法

捏法 操作者在上述推法的基础上,双侧拇指与食指合作,将患儿施术部位的皮肤捏拿起来。

操作要领: 捏拿皮肤的面积及力量都要适中。捏拿面积过大、力量过重,影响施术的速度,患儿也会感到过度的疼痛;捏拿面积过小、力量过轻,患儿的皮肤容易松脱,而且刺激较弱,影响疗效。

捏法

捻法 操作者在捏拿患儿施术部位皮肤的基础上,拇指与食指合作,向前捻动患儿的皮肤,移动施术的部位,左右两手交替进行,如果手法娴熟,看上去就像海边的波涛向前滚动。

操作要领: 左右两手配合要协调,向前捻动时不要偏离脊柱正中的督脉,捻动的力量要均匀适中,中途不能停顿,也不能松脱,一鼓作气,从长强穴一直操作到大椎穴。

捻法

放法

是在上述推、捏、捻三个手法的综合动作后，随着捏拿部位的向前推进，皮肤自然恢复到原位的状态。

操作要领：操作者手法操作要推、捏、捻、放一气呵成，时间掌握要得当，手法娴熟，使整个推拿过程有明显的节奏感。

放法

提法

操作者在捏拿患儿脊背第5遍时，在患儿督脉两旁的足太阳膀胱经脏腑腧穴处（如大肠俞、胃俞、脾俞），用双手的拇指与食指合作分别将脏腑腧穴部位的皮肤，用较重的力量在捏拿的基础上，向后上方用力牵拉一下。目的是通过这个手法，加强对某些背部脏腑腧穴的刺激，用以调整小儿脏腑的功能。

捏法

操作要领：提拉方向要有一个向后上方的弧度，力度适中，不能强拉，这个手法如果运用得当，在重提的过程中可发出清脆的声响。重提的穴位的选择，要根据不同的病症选取不同的穴位。

揉法和按法

揉法和按法在冯氏捏积疗法中是同时应用的，具体的操作方法是操作者在捏拿小儿脊背结束后，用双手的大拇指的指腹部在患儿腰部的肾俞穴处，同时在揉的动作中，又适当地向下施以一定力度的按压，揉按结合，也就是揉中有按，按中有揉。

按法和揉法

操作要领：大拇指按压的力量不可过强，因施术面积仅有拇指腹部的大小，力量过强患儿会感到疼痛。

6. 冯氏捏积疗法穴位介绍

冯氏捏积疗法主要沿人体背部正中的督脉及督脉两侧旁开1.5寸的足太阳膀胱经操作。督脉的作用是统帅、督导全身阳气,调节全身阳经脉气,为"阳脉之海"。足太阳膀胱经的作用是藏津液、司气化、主排汗和排尿的作用,在肺气的配合下敷布于体表,称之为太阳之气,所以膀胱经太阳经气有保卫体表、抗御外邪侵入的功能。督脉和足太阳膀胱经有着许多重要的腧穴,在进行冯氏捏积疗法时是沿着督脉和足太阳膀胱经的循行进行操作的,同时也刺激了这些腧穴,起到了协调脏腑、气血的作用,促进了小儿肌体的机能。

(1)督脉上的主要穴位

大椎【功用】清热解表。

【**定位**】人体后正中线上,第7颈椎棘突下凹陷中。

【**主治**】热病、恶寒发热、咳嗽、气喘等外感疾病,小儿惊风等神志病症,项背痛,风疹,痤疮等。

大椎

陶道【功用】解表清热。

【**定位**】人体后正中线上,第1胸椎棘突下凹陷中。

【**主治**】热病、咳嗽、气喘等外感疾病。

陶道

身柱【功用】宣肺清热，宁神镇咳。

【定位】后正中线上，第3胸椎棘突下凹陷中，约与两侧肩胛冈高点相平。

【主治】身热、头痛、咳嗽、气喘等外感疾病，惊厥等神志病症，腰脊强痛。

身柱

神道【功用】宁神安心，清热平喘。

【定位】后正中线上，第5胸椎棘突下凹陷中。

【主治】心痛、心悸、怔忡等心疾，失眠，咳嗽，气喘，肩背痛。

神道

至阳【功用】宽胸利膈。

【定位】后正中线上，第7胸椎棘突下凹陷中，约平肩胛骨下缘连线。

【主治】胸胁胀满等肝胆病症，咳嗽，气喘，腰背疼痛。

至阳

中枢 【功用】健脾利湿,清热止痛。

【定位】后正中线上,第 10 胸椎棘突下凹陷中。

【主治】呕吐、腹满、胃痛、食欲不振等脾胃病症。

中枢

脊中 【功用】健脾利湿,宁神镇静。

【定位】后正中线上,第 11 胸椎棘突下凹陷中。

【主治】小儿疳积,腹泻、脱肛、便血等肠腑病症。

脊中

命门 【功用】补肾壮阳。

【定位】后正中线上,第 2 腰椎棘突下凹陷中。

【主治】小腹冷痛,腹泻,腰脊强痛、小便频数等肾阳不足病症。

命门

腰俞【功用】清热除湿。

【定位】正当骶管裂孔处。

【主治】腹泻、便秘等肠腑疾病。

腰俞

（2）膀胱经上的主要穴位

肺俞【功用】解表宣肺，清热理气。

【定位】第3胸椎棘突下，旁开
1.5寸，左右各一。

【主治】咳嗽、气喘等肺疾，盗汗
等阴虚病症。

肺俞

厥阴俞【功用】开胸理气。

【定位】第4胸椎棘突下，旁开
1.5寸处，左右各一。

【主治】咳嗽、胸闷、呕吐、失眠。

厥阴俞

心俞【功用】宽胸理气，通络安神。

【定位】第5胸椎棘突下，旁开
　　　　1.5寸，左右各一。

【主治】惊悸、不寐等心疾与神志
　　　　病症，咳嗽，盗汗。

心俞

肝俞【功用】疏肝理气。

【定位】第9胸椎棘突下，旁开
　　　　1.5寸，左右各一。

【主治】目赤、目视不明等肝胆
　　　　病症。

肝俞

脾俞【功用】健脾和胃，利湿升清。

【定位】第11胸椎棘突下，旁开
　　　　1.5寸，左右各一。

【主治】腹胀、纳呆、呕吐、腹泻、
　　　　水肿等脾胃病症。

脾俞

胃俞【功用】和胃健脾,理中降逆。

【定位】第 12 胸椎棘突下,旁开
1.5 寸,左右各一。

【主治】胃脘痛、呕吐、腹胀、肠鸣
等胃疾。

胃俞

三焦俞【功用】调理三焦,利水强腰。

【定位】第 1 腰椎棘突下,旁开
1.5 寸,左右各一。

【主治】肠鸣、腹胀、呕吐、腹泻等
脾胃病症,小便不利、水
肿等三焦气化不利病症。

三焦俞

肾俞【功用】益肾助阳。

【定位】第 2 腰椎棘突下,旁开
1.5 寸,左右各一。

【主治】头晕、腰痛、遗尿等肾虚
病症。

肾俞

大肠俞【功用】理气降逆,调和肠胃。

【**定位**】第4腰椎棘突下,旁开
1.5寸,左右各一。

【**主治**】腹胀、腹泻、便秘等胃肠
病症。

大肠俞

7. 配合推拿手法介绍

在长期临床治疗中,我们在应用冯氏捏积疗法治疗小儿疾病的同时,也摸索出与冯氏捏积疗法配合使用的推拿手法,使临床疗效更好。

(1)头部穴位

太阳【功用】调和阴阳。

太阳穴

【**位置**】外眼角与眉梢连线的中点后方的
凹陷处,俗称太阳穴。

【**主治**】感冒、头痛,调整汗液。

【**操作**】揉太阳,以两拇指或中指指腹在
太阳穴揉动。

揉太阳

【**时间**】揉3分钟。

坎宫【功用】调节脏腑阴阳,醒脑明目。

坎宫

【操作】推坎宫,两拇指同时自眉心向眉梢处分推。

推坎宫

【位置】自眉头至眉梢成一横线处。

【主治】外感、鼻塞、头痛等。

【时间】推1分钟。

百会【功用】安神镇惊,醒脑益智,通调阴阳。

百会穴

【操作】揉百会,以两拇指或中指指腹在百会穴揉动。

揉百会

【位置】头顶正中线与两耳尖连线的交汇处。

【主治】夜啼、惊风、心烦不安等。

【次数】揉30次。

（2）胸腹部穴位

中脘【功用】健脾和胃,消食导滞。

中脘穴

揉中脘

【操作】揉中脘,用食指、中指螺纹面或拇指指腹揉。

【位置】位于肚脐上4寸,胸骨下端剑突至肚脐连线的中点处。

【主治】食积、脘腹胀痛、泄泻、便秘等。

【次数】揉100次。

天枢【功用】理气导滞,调理肠胃。

天枢穴

揉天枢

【操作】揉天枢,用拇指或中指螺纹面揉。

【位置】位于肚脐旁开2寸处,左右各一。

【主治】积滞、泄泻、便秘、腹胀、腹痛等。

【次数】揉100次。

腹 【功用】调理脾胃,补脾虚,清胃肠热。

腹

【位置】腹部。

【主治】脾胃疾病。

【操作】摩腹,用全手掌腹面或四指腹面轻贴腹部,以脐为中心,做环形运动,逆时针为补,顺时针为泻,逆顺交替为平补平泻。

摩腹

【次数】摩 200 次。

腹阴阳 【功用】调理脾胃。

腹阴阳

【位置】腹部剑突至平脐处。

【主治】脾胃不和引起的腹痛、厌食、泄泻。

【操作】分推腹阴阳,双手拇指从剑突起,分别向两边推,边推边向下移动,直到平脐为止。

分推腹阴阳

【次数】推 50 次。

神阙【功用】温中补气,消积导滞。

神阙穴

【操作】揉神阙,用手中指指腹揉。

揉神阙

【位置】肚脐正中。

【主治】脾胃虚寒引起的久泻、脱肛,脾肾
　　　　阳虚所致的遗尿、水肿等。

【次数】揉100次。

肚角【功用】调理脾胃,消导止痛。

肚角

【操作】拿肚角,操作者用双手拇指与食
　　　　指、中指相对,向深处拿捏、上提
　　　　后放松。

拿肚角

【位置】腹部,位于肚脐下2寸旁开2
　　　　寸处。

【主治】脾胃不和引起的腹痛、便秘、腹
　　　　胀、夜啼等。

【次数】左右各拿5次。

（3）腰背部穴位

肺俞【功用】润肺止咳。

肺俞

【位置】背部，在第3胸椎棘突下，旁开1.5寸处，左右各一。

【主治】肺气不足引起的久咳、久喘、反复感冒等。

【操作】点揉肺俞，操作者用拇指的螺纹面点揉肺俞穴，揉3次点1次。捏积疗法中在肺俞穴处重提。

点揉肺俞

【时间】点揉1分钟。

厥阴俞【功用】开胸理气。

厥阴俞

【位置】背部，在第4胸椎棘突下，旁开1.5寸处，左右各一。

【主治】咳嗽、胸闷、呕吐、失眠。

【操作】点揉，操作者用拇指的螺纹面点揉，点1次揉3次。捏积疗法中在厥阴俞穴处重提。

点揉厥阴俞

【时间】点揉1分钟。

心俞【功用】散发心室之热。

心俞

【位置】背部,在第5胸椎棘突下,旁开1.5寸处,左右各一。

【主治】惊悸不安、心烦、夜啼、咳嗽。

【操作】操作者用拇指的螺纹面点揉,点1次揉3次。捏积疗法中在心俞穴处重提。

点揉心俞

【时间】点揉1分钟。

肝俞【功用】疏肝清热,通络利咽。

肝俞

【位置】背部,在第9胸椎棘突下,旁开1.5寸处,左右各一。

【主治】肝热引起的目赤、咽喉肿痛。

【操作】用拇指的螺纹面点揉。捏积疗法中在肝俞穴处重提。

点揉肝俞

【时间】点揉1分钟。

脾俞【功用】调理脾胃，健脾助运。

脾俞

【位置】背部，在第 11 胸椎棘突下，旁开
1.5 寸处，左右各一。

【主治】脾虚引起的厌食、便秘、食积、腹
泻、脘腹胀满等。

【操作】点揉脾俞，操作者用拇指的螺纹
面点揉脾俞穴；捏积疗法中在脾
俞穴处重提。

点揉脾俞

【时间】点揉 1 分钟。

胃俞【功用】和胃健脾，理中降逆。

胃俞

【位置】背部，在第 12 胸椎棘突下，旁开
1.5 寸处，左右各一。

【主治】食积、胃脘胀痛。

【操作】操作者用拇指的螺纹面点揉。捏
积疗法中在胃俞穴处重提。

点揉胃俞

【时间】点揉 1 分钟。

三焦俞【功用】清利三焦之热。

三焦俞

【位置】背部,在第1腰椎棘突下,旁开1.5
寸处,左右各一。

【主治】食积、便秘、脘腹胀。

【操作】操作者用拇指的螺纹面点揉。捏
积疗法中在三焦俞穴处重提。

点揉三焦俞

【时间】点揉1分钟。

肾俞【功用】补肾固本。

肾俞

【位置】腰部,在第2腰椎棘突下,旁开1.5
寸处,左右各一。

【主治】先天不足引起的小儿发育不良、
遗尿、水肿等病。也常用作保健
穴位,固本培元。

【操作】可揉、可推。捏积疗法中在肾俞
穴处点揉。

点揉肾俞

【次数】5~10次。

大肠俞 【功用】调理胃肠。

大肠俞

【操作】可揉、可推。捏积疗法中在大肠俞穴处重提。

揉大肠俞

【位置】腰部,在第2腰椎棘突下,旁开1.5寸处,左右各一。

【主治】小儿消化不良、便秘、泄泻等病。

【次数】5~10次。

七节骨 【功用】上推为补,治疗虚寒;下推为泻,治疗实热证。

七节骨

【操作】操作者以拇指自下而上推称为上推七节骨,以拇指自上而下推称为下推七节骨。

上推七节骨

【位置】第4腰椎至尾骨尖。

【主治】上推为补,治疗寒证、虚证引起的泄泻、厌食、遗尿、脱肛;下推为泻,治疗热证、实证引起的烦躁不安、咳喘、便秘等病。

【次数】推50~100次。

龟尾 【功用】调理大肠。

龟尾

【操作】用食指或中指指端揉。

揉龟尾

【位置】位于尾骨末端的凹陷处。

【主治】泄泻、脱肛、腹胀、便秘等疾病。

【次数】揉30次。

脊 【功用】适用于脾胃、肺系、肾系疾病,补虚泻实。

脊

【操作】冯氏捏积疗法的部位。可使用推法、捏法、提法、揉法等各种手法。

两指捏法

【位置】人体背部正中脊柱。

【主治】小儿厌食、食积、脾胃不和、疳积、便秘、反复感冒、咳喘、遗尿等。是常用的保健穴位,可以健脾助运、益智强体。

【次数】操作6遍。

（4）上肢部位穴位

脾经 【功用】健脾消滞。

脾经

【位置】大拇指末节螺纹面。

【主治】厌食、泄泻、积滞、疳积、神疲乏力等。

【操作】操作者用拇指的螺纹面揉、按并作。

补脾经

【次数】揉按100次。

肝经 【功用】平肝清热，疏肝镇惊。

肝经

【位置】食指末节螺纹面。

【主治】烦躁、惊风、夜啼等。

【操作】操作者从指间关节推向指尖。

清肝经

【次数】直推100次。

大肠经【功用】调理胃肠。

【操作】由虎口推向指尖为清大肠，由指尖推向虎口为补大肠，来回推为调理大肠。

大肠经

【位置】食指桡侧缘。

【主治】脾胃不和引起的便秘、厌食等。

清大肠

【次数】推100次。

心经【功用】清心热、益心气。

【操作】由指间关节推向指尖为清，由指尖推向指间关节为补。

心经

【位置】手中指末节螺纹面。

【主治】热扰心经引起的烦躁、夜啼、口疮、小便短赤，以及心气不足导致的心神不宁等。

清心经

【次数】推100次。

肺经【功用】清肺止咳,补肺固表。

肺经

【位置】无名指末节螺纹面。

【主治】感冒、咳嗽、哮喘、鼻塞流涕、咽喉
不利,肺气虚引起的久咳久喘、哮
喘缓解期、反复感冒、自汗等。

【操作】操作者从指间关节推向指尖为
清,反之从指尖推向指间关节
为补。

清肺经

【次数】直推100~200次。

四横纹【功用】消导化积。

四横纹

【位置】即双手掌面食指、中指、无名指、
小指第一指间关节横纹处。

【主治】食积、脘腹胀、厌食、疳积等。

【操作】操作者用拇指的螺纹面从食指横
纹处向小指横纹处直推。

推四横纹

【次数】推50~100次。

肾经【功用】补肾固本。

【操作】旋推为补肾经。

肾经

【位置】小指末节螺纹面。

【主治】肾虚引起的遗尿、泄泻等。

补肾经

【次数】旋推 100 次。

肾顶【功用】补肾固元。

【操作】操作者用拇指掐小指指尖为补
肾顶。

肾顶

【位置】小指顶端。

【主治】肾虚骨弱,自汗盗汗。

补肾顶

【次数】掐 30 次。

手阴阳 【功用】平衡阴阳,调理气血。

手阴阳

【位置】 手腕部大横纹,其中点为总筋穴,横纹两端桡侧为阳池穴,尺侧为阴池穴,合称手阴阳。

【主治】 实热引起的烦躁、口疮、夜啼、惊风等。

【操作】 操作者用双手拇指自总筋穴分推至阴池穴、阳池穴。

分阴阳

【次数】 分推30~50次。

内八卦 【功用】调理气机,宽胸降气。

内八卦

【位置】 即手掌面,以掌心为中心,从中心至中指指根距离的2/3为半径所作的圆周。

【主治】 胸闷、咳嗽、气喘、呕吐、厌食等。

【操作】 操作者常用运法,用拇指螺纹面自小儿手掌小鱼际处启运,沿顺时针方向经大鱼际至起始处,为运内八卦。反之为逆运内八卦。

运内八卦

【次数】 操作100次。

胃经【功用】清胃热,降逆消导。

【操作】从掌根方向向拇指指根方向直推
　　　　为清胃经,反之为补胃经。

胃经

【位置】大鱼际外侧,赤白肉际之间。

【主治】胃热引起的口臭、口疮、呕吐、
　　　　呃逆、便秘、腹胀等。

清胃经

【次数】推 100 次。

板门【功用】消导化滞。

【操作】操作者用拇指螺纹面揉按手掌大
　　　　鱼际平面。

板门

【位置】手掌大鱼际平面。

【主治】食积、食滞、厌食、腹胀、腹痛等。

揉板门

【次数】揉按 300 次。

小天心 【功用】疏风清热通络。

小天心

【位置】大小鱼际交界之凹陷处。

【主治】夜啼、小便不利、高热惊风等。

【操作】操作者用拇指螺纹面揉按。也可用捣法，称为捣小天心。

揉小天心

【次数】揉按30~50次。

外劳宫 【功用】温阳，升提阳气。

外劳宫

【位置】手背第2、第3掌骨间凹陷处，与内劳宫相对应。

【主治】泄泻、遗尿、汗出。

【操作】以拇指、食指相对揉按内外劳宫。也可单揉内劳宫或外劳宫。

点揉内外劳宫

【时间】揉按3分钟。

三关【功用】温补气血。

三关

【位置】前臂桡侧,腕横纹至肘横纹处。

【主治】虚寒证、厌食、自汗。具有保健
作用。

【操作】食指、中指并拢,自腕横纹向上推
至肘横纹。

推上三关

【次数】推 30~50 次。

六腑【功用】通腑泄热。

六腑

【位置】前臂尺侧,从腕横纹至肘横纹的
直连线。

【主治】实热引起的口臭、口疮、食积、咽
喉肿痛、便秘等。

【操作】从肘横纹推至腕横纹。

退六腑

【次数】推 100 次。

（5）下肢部位穴位

足三里 【功用】健脾补气。

足三里

【操作】以拇指揉。

揉足三里

【位置】外膝眼下 3 寸，胫骨旁开 1 寸处。

【主治】脾胃虚弱引起的反复感冒、厌食、疳积等，是常用的保健穴位。

【次数】揉 50 次。

阳陵泉 【主治】调和阴阳，舒筋和络。

阳陵泉

【操作】以拇指揉。

揉阳陵泉

【位置】小腿外侧，腓骨头前下缘凹陷处。

【主治】五迟、五软、发育不良。

【次数】揉 30 次。

8. 冯氏捏积疗法的注意事项

（1）冯氏捏积疗法的饮食禁忌

冯氏医家在长期治疗小儿疳积的过程中体验到，为了更好地达到满意的治疗效果，一些影响或减弱治疗效果的饮食也应在施术中和施术后加以禁食，主要是芸豆、醋和螃蟹。

◎ 芸豆是扁豆成熟后的种子，颜色紫红，不入药，从现代科学来讲，这种扁豆种子中含有较高的植物蛋白及钙、磷、铁等多种对人体有益的营养成分，但是这种食品煮熟后，质地黏腻，不易消化、吸收，因此冯氏医家把它列为捏积治疗的禁忌食品。

◎ 醋是我们日常生活中常用的一种食品调料，同时中医也把它列入药物之中，按照中药气味的归类，醋具有酸、苦、温等性能。明代李时珍所著《本草纲目》中就曾记载过前人有关食醋过多对人体有不利影响的论述。如"多食损筋骨，亦损胃""多食损人肌脏"，以及"脾病毋多食酸，酸伤脾"等。接受捏积治疗的孩子大多数都有脾虚失调的症状，根据长期临床经验总结，冯氏医家在捏积疗法的施术过程中，也把醋列为捏积治疗的禁忌食品之一。

◎ 螃蟹是我们经常食用的一种美味佳食，营养价值也比较高，它也曾作为药品之一列入《本草纲目》中。按照中医药物气味的归属，本品具有咸、寒的性能，因此，我们日常食用时，常和具有辛温性能的姜汁一起同食，这不仅是为了调味作用，同时也是为了抵御本品的寒性作用。接受捏积的孩子，脾胃虚弱，最怕寒凉之物继续伤及脾胃，因此冯氏医家认为孩子在脾胃功能尚未恢复之前，应禁食螃蟹。

（2）冯氏捏积疗法的禁忌证

冯氏捏积疗法的适应证比较广泛，效果也比较明显。但是，由于本疗法是操作者双手施术于小儿脊背部，因此，凡是影响操作者施术于小儿脊背的某些疾患，或是由于小儿患有某些严重的疾病，或是操作治疗时由于小儿哭闹可能加重病情的某些病症，均应作为本疗法的禁忌证，常见的有以下几种情况：

◎ 小儿的背部有疖肿、皮疹、外伤,或患有某些严重的皮肤病而出现背部皮肤破损的病情。

◎ 小儿患有严重的心脏病,施术时由于小儿哭闹,可能加重病情,甚至出现意外情况,应视为本疗法的禁忌证。

◎ 小儿患有某些先天性神经系统发育不全的疾患,或因中枢神经系统感染、外伤而出现明显的损伤,表现为智力明显低下。按照中医的理论,这类疾患的孩子因先天经络发育不健全,或因后天经络严重受到损伤,运用本疗法治疗效果不佳。

◎ 小儿患有某些出血性疾病,由于捏拿脊背或推拿,可能会加重患儿局部或全身的出血倾向。因此,这些疾患也视为本疗法的禁忌证。

◎ 小儿患有某些急性感染性疾病,也不宜同时进行捏积疗法。

(3)冯氏捏积疗法推拿使用的介质

冯氏捏积疗法是单纯的手法操作,不需要用介质。配合推拿疗法时,为保护皮肤可用滑石粉、凡士林、按摩油等。

(4)冯氏捏积疗法适宜年龄

冯氏捏积疗法所适应的年龄跨度比较大,根据冯氏医家的多年经验总结,孩子从出生100天以后就可以接受捏积治疗。因此,本疗法适合3个月至14岁的小儿。

(5)冯氏捏积疗法的治疗体位

为了更好地对不同年龄的患儿进行施术,以达到满意的疗效,冯氏医家在长期临床操作实践过程中,总结出几种不同年龄组的患儿体位:

◎ 生后100天至3岁以下孩子的体位

这个年龄段的孩子,由于年龄小,不能很好地与操作者配合,因此要求孩子的家长要与操作者一起配合进行捏积治疗。孩子的家长坐在一个椅凳上,解开孩子的衣、裤,露出孩子的脊背,然后让患儿俯卧于家长的大腿上,患儿的双下肢由家长的双腿夹紧固定,操作时,家长用靠近患儿头部的一只手向项部撩开患儿衣服,另一只手可将患儿臀部的裤子向下扒开,这样就可暴露出患儿脊背部位。为防止孩子惊恐哭闹或挣扎,在捏积治疗过程中,家长可用亲切的语言对小儿进行安抚,以便转移患儿对捏积治疗的注意力。

◎ 3~5岁孩子捏积的体位

这个年龄段的孩子,如果捏积治疗前能做好说服工作,大部分能很好地配合捏积治疗。具体的做法是孩子的家长坐在椅凳上,松解孩子的衣、裤,并露出患儿的脊背,孩子从家长大腿的外侧,俯卧于家长的双侧大腿上,家长的双手可协助术者将衣、裤撩开,暴露出孩子的脊背部位。采用这种体位时,如果有些患儿不能很好地配合,家长可用双手分别固定孩子的头部和臀部。

◎ 5岁及5岁以上孩子捏积的体位

此年龄段的孩子,一般来讲都能配合捏积治疗,因此捏积治疗时采取俯卧的体位。具体的做法是,松解孩子衣服露出脊背部俯卧于床上,身体要自然放松,上肢曲肘上抬,两手伏于头部,或是上肢自然放于身体两侧。

(6)冯氏捏积疗法操作者的注意事项

◎ 操作者的手部卫生

操作者不能留长指甲,以防在捏积治疗过程中,划伤孩子的皮肤。此外,操作者在捏积治疗前要用温水洗手,这样做除了清洁双手外,还可以防止寒冷季节由于操作者的双手过凉,而使小儿感到不适。

◎ 操作者的体位

操作者的体位要求以自然、舒适、便于操作为原则,一般操作者采用立位,立于孩子正后方或侧后方,便于进行捏积治疗。

◎ 操作者的捏积手法练习

冯氏捏积疗法主要是通过操作者双手的施术,来达到治疗效果的外治方法。治疗效果的好坏,主要取决于操作者的施术水平,而施术水平的高低,又主要体现在操作者的双手在施术的过程中是否具有娴熟的手法。捏积治疗手法要求有稳健而又协调的动作,手法熟练而到位,手法有力不等于用力过猛,孩子接受捏积治疗后感到很舒服,而不是感到疼痛。要想做到这一点,没有长期的手法练习是不可能做到的。操作者可以锻炼手腕的力量和手指力量作为基本功。操作者采取站立的姿势,双侧上肢伸直平举于胸前,手背朝上双手半握拳,有节奏地进行双手的掌屈、背伸,双腕关节的内外回旋运动,锻炼手腕的灵活性。另外,要锻炼手指的指力和灵活性,捏积施术时主要靠术者双手的拇指和食指捏拿患儿的皮肤,因此指力锻炼主要集中在拇指和食指的锻炼上。锻炼指力时,取一支竹筷,操作者可双手按照捏积时手的姿势将竹筷捏紧,然后按照捏积时的捏捻动作,将竹筷在拇指与食指间快速地捻动,这种锻炼方法不仅可以增强拇指、食指的指力,而且还可以锻炼两手操作时的协调性。

9. 捏积的现代研究进展

北京中医医院联合北京中医研究所早在 20 世纪 60 年代,通过冯氏捏积疗法对消化系统功能影响的研究表明:捏积有改善尿淀粉酶活性、D- 木糖吸收排泄率的作用,可以提高儿童的脾胃吸收功能。同时,捏积疗法可以治疗早产儿喂养不耐受,促进胃肠功能恢复,对小儿伤食型腹泻治疗也有效。随着对捏积疗法的深入研究,捏积的治疗范围也越来越大,不仅局限于小儿消化系统疾病,对小儿神经系统也可起到调节作用,捏积疗法虽然是通过推拿作用于身体局部,但是可以起到促进神经系统平衡的作用,可以使人体异常兴奋的神经转化为抑制,也能促使长期处于抑制状态的神经重新兴奋,通过使神经兴奋和抑制达到相对平衡而起到治疗作用。有研究发现,捏积治疗小儿惊吓症、小儿遗尿症均有疗效,还可通过捏积促进胃动力恢复,捏积疗法对手术后腹胀、便秘、尿潴留症状也有改善 。此外,捏积疗法可以增加人体白细胞数量,增强抗病能力,提高人体的免疫功能,对反复呼吸道感染的儿童治疗有效,对轻中度小儿缺铁性贫血亦有效。

近十年来,北京中医医院儿科除应用冯氏捏积疗法治疗小儿疾病外,还开展了其他推拿手法治疗,捏积治疗和其他推拿治疗配合使用相得益彰,可以起到事半功倍的疗效。其他小儿推拿配合选穴多在小儿的手部、上肢、胸腹部等,其治疗机理也同于捏积疗法,调节脏腑阴阳,补虚泻实,顺应升降,以此达到防治疾病的作用。

第三章

小儿疾病的
特点 }

　　小儿生理方面表现为脏腑娇嫩,形体发育不完善。虽小儿生机蓬勃、发育迅速,但其脏腑形态和生理功能尚未成熟健全,其中以肺、脾、肾三脏不足最为突出。在病理方面,由于小儿脏腑的结构功能尚未健全,其对病邪侵袭、药物攻伐的抵抗和耐受力都较低,表现为发病容易、变化迅速。但绝大多数小儿脏气清灵,没有基础疾患,因此治疗疾病、机体康复也较成人迅速。

一　小儿疾病的诊断特点

　　中医对小儿疾病的诊断也是遵循中医诊断疾病的基本理论,使用四诊合参的方法来了解病情,所谓四诊即望诊、闻诊、问诊、切诊,通过四诊综合分析才能作出正确的诊断。但是,在儿科,由于年幼患儿不能用语言来表达自己的病痛,较大的患儿也不能全面、准确地诉说自己的病症,而家长的代诉又往往是间接的,因此问诊在儿科需要很好地结合实际情况才能作出正确的判断。另外,闻诊虽然可直接了解小儿的病情,但是闻诊的内容较少,反映内容不够全面,因此不能正确地反映小儿全身的病症。切诊由于小儿手部寸口部短小,而且脉象常常因小儿哭闹出现"脉象不准"的现象,影响对小儿的脉象的诊断。因此,在中医四诊中只有望诊所得到的情况比较可靠,而且反映的与病情相关的信息也较丰富。冯氏捏积疗法在诊断小儿疾病时,同样也是以望诊为主,结合其他三诊的情况,对孩子的病情作出正确的诊断。

1. 望诊

　　望诊在儿科列为四诊的首位,其望诊内容包括望神色、形态、苗窍、指纹等,通过这些丰富的望诊内容可以较为全面地了解小儿脏腑气血的寒、热、虚、实,为疾病的正确诊断提供了第一手材料。

　　(1)望孩子的神色　神色包括小儿的精神状态和面部色泽,凡小儿精神愉快,活泼伶俐,面色红润,都是气血调和、精力充沛的健康表现。当小儿患有疾病时,孩子就会出现精神烦躁不安、夜睡不宁等精神状态,面色也可以出现或萎黄,或苍白,或红赤。面色也可因影响的脏腑不同而发生不同的变化:面色发青多为肝系的病症,也可见于腹痛虫积;面色红赤多为心系病症;面色发黄多为脾系病症;面色发白多为肺系病症;面色发黑又无润色多为肾系病症。

　　(2)望孩子的形态　形态包括小儿的头部囟门、四肢、躯干、肌肤、毛发、筋骨、指甲等。若小儿发育正常,四肢活动灵活,肌肉丰满,筋骨强健,皮肤毛发润泽,指甲红润饱满,这是小儿体态健壮的表现。当小儿患有疾病时,孩子的形态就可随着脏腑气血变化的不同而发生变化。以指甲为例,如孩子患肝系疾病时,因肝主筋甲,就可表现为指甲枯脆无光泽;如患心系疾病时,由于心主血脉,心血不足时孩子可表现为指甲苍白,心阳不足时指甲可呈紫色;患脾系疾病时,由于脾主肌肉,孩子指甲可表现为甲床凹凸不平;患肺系疾病时,孩子可表现为指甲焦枯易脆;患肾系疾病时,孩子可表现为指甲发育不良,指甲色暗,易劈裂等。

（3）察孩子的苗窍 所谓苗窍就是指人体外部器官的孔窍,中医认为人体脏腑气血发生某些病理变化的时候,就可以反映在苗窍上,因此通过审察人的苗窍就可以洞察内部脏腑气血的变化。

察目:肝开窍于目,又因为人体的五脏精华集中于目,因此小儿眼睛明亮,视物有神,转动自如是孩子身体健康、气血充沛的表现。当小儿患有疾病时,若由于脾虚湿热的熏蒸,可见两眼红赤及眼垢增多,如患肝系疾病时可表现为双眼干涩,眨眼;患心系疾病时可表现为眼睑色淡;患脾系疾病时可表现为睡眠时露睛(两眼不能闭合);患肺系疾病时可表现为白眼球(球结膜部位)无光泽;患肾系疾病时可表现为眼睑浮肿。

察耳:耳为肾之窍,又为胆经所经过,患肾系疾病时患儿可表现为耳轮颜色苍白或晦暗,患肝系疾病时患儿可表现为耳疮流脓。

察鼻:肺开窍于鼻,患肺系疾病时患儿可表现为鼻流清涕、鼻周生疮,或鼻干、鼻痒。

察唇齿:脾开窍于口,齿为骨之余,阳明(胃)经脉络于齿龈,当小儿由于饮食无度、食停胃肠引起积滞后,患儿的牙龈可出现红肿糜烂、口角生疮,如果小儿积滞延误失治,转为疳积时,脾疳可表现为口唇苍白无血色;肾疳可表现为齿枯松动,齿缝出血。

望舌象:舌为心之苗,但五脏皆与舌有关,一般来讲,舌体的前部属心肺,舌体的中部属脾胃,舌体的根部属肾,舌体的两侧属肝胆。舌象的望诊主要包括舌质和舌苔两部分。正常健康小儿的舌象为舌体淡红而润,不胖不瘦,活动自如,舌苔薄白。当小儿患有积滞时,乳积舌苔白厚,舌质淡红;食积初起舌苔为垢腻,舌质淡红,食积日久,滞热内生,舌苔可为黄垢腻,舌质红;如积滞延误失治,转为疳积时,舌苔与舌质可随着病情的轻重不一而变化,可出现舌苔黄,舌体颜色紫青,或舌苔少,或无苔,或舌体颜色鲜红少津,或舌苔白厚腻,或剥脱苔,或舌体颜色嫩红,或舌苔白,或少苔,舌体颜色发红少津,或舌苔褐色,舌体颜色为暗红。

（4）察指纹　察指纹主要是指察看小儿两手食指掌面靠拇指一侧的浅表静脉的颜色及形态。3岁以下的小儿,取寸口脉不仅短小,而且小儿不易合作,故以望指纹代替寸口脉的切诊。食指掌面靠拇指一侧的浅表静脉所在部位分为风、气、命三关,第一节为风关,第二节为气关,第三节为命关。正常的小儿指纹应是淡紫隐现,显露于风关以上。小儿指纹在一定程度上反映

小儿指纹三关图

了孩子脏腑、气血、经络的变化,主要观察指纹的浮沉、指纹的颜色、指纹的部位及轻推后指纹的显示速度。根据小儿指纹的这些变化特点可以诊断疾病。当小儿患有虚寒证时,指纹表现为颜色淡红。当小儿患有热病、实证时,指纹颜色及形态表现为紫滞。

2. 闻诊

闻诊包括听声音（啼哭、咳嗽、言语等）和嗅气味（口气、大小便气味）两个方面。在临床上通过闻诊可以为临床诊断提供重要的依据。

（1）闻啼哭声　正常健康小儿的哭声,应以哭声响亮,节奏感强,同时伴有眼泪为正常的表现。当满足了小儿的欲望（如哺乳、喂水等）后,或去掉对小儿的不良刺激（如更换浸湿的尿布,调节室内的温度等）后,小儿的啼哭就会停止。但是当小儿由于饮食不节、乳食无度而患有积滞后,这时小儿就会出现明显的烦躁不安,啼哭不止,哭声气粗高亢。心肝经有热可表现为白天如常,夜间啼哭不安,边哭边闹;脾系疾病时孩子哭声可表现为细声绵绵,哭声无力。

（2）闻咳嗽声　听咳嗽声主要见于患肺系疾病的患儿,从咳嗽声音、有无痰鸣、痰是否容易咯出来判断疾病的寒热虚实。如咳嗽咽痒,干咳无痰,多为风邪犯肺;咳嗽阵阵,痰稠难咯,多为痰壅肺络;咳声清高,咽痛鼻塞,多为外

感咳嗽;咳嗽日久,咳声无力,多为肺虚咳嗽。

（3）闻言语声 正常健康小儿的言语应以清晰响亮为佳。当小儿患积滞后,言语声可表现为气粗高亢。若小儿气血虚弱,言语声可表现为低微无力。

（4）嗅气味 当小儿患有乳积时,孩子的口气为酸乳味;食积的患儿口气为酸腐味,大便臭秽;孩子心经积热时,小便多浑浊有味;脾虚泄泻的孩子可表现为大便量多、清稀无味。

3. 问诊

问诊虽然在儿科都是通过对家长的询问进行的,这种诊法虽然是间接的,但是可以弥补其他三诊的不足,补充其他三诊以外的病情内容,特别是儿科特有的询问孩子的生产史、喂养史、生长发育史、预防接种史等,这样就有助于病情的分析,为明确诊断提供必要的依据。

（1）问寒热 一是询问小儿是否发热恶寒,二是询问小儿是否有胸腹、手心的发热,可以判定小儿病情的性质、疾病的部位,以及辨别小儿疾病的虚实。比如,当小儿患有积滞后,由于滞热的熏蒸,乳积的小儿可表现为两颊红赤、发热;食积的小儿可表现为手足心热,口气也热;当孩子阴虚时,可以表现出阴虚内热特有的手足心热、午后低热等症状。

（2）问汗 汗由人体的津液化生而成,如果孩子气虚,肺气不固,就可出现白天汗出、自汗的现象;当孩子阴虚,肾阴不足时,就可出现夜间阴虚盗汗的现象。

（3）问胸腹 胸腹包括胸部、两胁及腹部,当小儿患有积滞后,由于饮食内停,停滞不化,无论是乳积还是食积,均有腹部胀满、扣之如鼓的症状。若孩子脾胃虚寒,常伴有胃脘部疼痛、怕冷喜温等症状。

（4）问饮食 询问小儿的饮食包括食欲、食量,以及进食前后的胃肠道症状等。小儿食欲好,食量适中,进食前后无不适感,大便正常,为健康的表现。患积滞的孩子多曾有乳食不节、饮食无度或饮食不洁等情况,通过询问就可以了解有无引起积滞的病因。另外,通过对饮食情况的了解还可判定病情的轻重与转归,如小儿积滞已久,并出现食欲不振、形体消瘦、烦渴不安等症状,就说明病情较重并有发展。如经治疗患儿饮食渐增,体重增加,全身病症见好,那么说明病情有好转的趋势。

（5）问睡眠　正常的小儿应以安静的睡眠为佳。当小儿患脾虚积滞,可表现为烦急不眠,睡中惊动、磨牙咬牙等症状;心经郁热也可出现睡眠时心神不宁,夜啼不安;虚证为主时表现为昏昏欲睡,睡中盗汗,少睡易醒,入睡困难等。脾虚时还可表现为睡时露睛。

（6）小儿特殊问诊　问诊的内容在儿童有其特殊性,因为小儿的许多疾病与小儿的生育、生长发育、预防接种等方面关系密切。例如,疳证与先天不足、后天喂养不当或体弱久病有关,因此在临床发现小儿有生长发育障碍时,就要询问一下生产史有无引起疳积发生的先天因素。小儿出生后的喂养史、饮食习惯等也都与孩子厌食、积滞、泄泻、夜啼等疾病密不可分。此外,询问家族史、预防接种史与小儿的反复呼吸道感染、哮喘、泄泻等疾病关系密切。

4. 切诊

切诊包括脉诊和按诊。

（1）脉诊　小儿脉诊较成人简单,一般来讲以浮、沉、迟、数辨表里、寒热;以有力、无力定虚实。小儿脉诊的另一个特点是小儿的脉搏次数,随年龄不同而有所不同,小儿年龄越小,脉搏次数越快,同时脉搏次数又常因小儿哭闹,造成"惊则气乱",致使气息不均,脉象不稳,故3岁以下的小儿可用察指纹的方法来代替脉诊,3岁以上的小儿采用脉诊。当小儿患病后,小儿的脉象可出现变化,患有积滞的小儿,多有滑脉的出现,结合积滞患儿多以实证为主的特征,积滞小儿的脉象可出现滑数而有力的脉象。患肝系疾病的孩子脉象多以弦为主;患心系疾病的孩子的脉象多以急数为主;患脾系疾病孩子的脉象多以沉细无力为主;患肺系疾病的孩子的脉象多以浮数为主;患肾系疾病的孩子的脉象多以沉细弱为主。以上的这些脉象只是一般的规律,临床上因病情的轻重不同,以及兼证的有无,而会出现多种不同的脉象。

（2）按诊　按诊就是通过按压、触摸小儿皮肤,以及躯干和四肢等部位,以进一步了解病情,提供诊断线索和依据的一种诊法。

皮肤：触摸小儿的皮肤不仅可以了解皮肤的寒、热、汗的情况，同时还可触感皮肤的枯泽。当小儿患积滞后，无论是乳积还是食积，初起全身皮肤可无明显变化，但是局部的皮肤可出现灼热感，乳积的小儿面部皮肤呈红赤状，用手触摸可以有灼热感，食积的患儿手、足心的皮肤也可有灼热感。当积滞延误失治转为疳证后，由于患儿体内津液的煎熬，阴虚生内热，这时周身皮肤就可有灼热感，午后明显。如果病情进一步发展，体内阴液消耗过多，以至出现"阴极伤阳"的时候，这时患儿的四肢就会出现发凉的情况。在触摸皮肤的时候，同时还可以了解皮肤是否有汗，以及皮肤的营养状态，例如：肺气虚的孩子就表现为皮肤潮湿汗多；脾虚的孩子就表现为皮肤粗糙，明显憔悴。

头部：触摸小儿的头部主要检查孩子囟门的闭合、大小、凹陷、隆起等方面的情况，例如当小儿由于吐泻过重可引起囟门的凹陷；生长发育滞后出现疳证时，因为肾主骨，可表现为囟门闭合过晚等情况。

躯干及四肢：触摸小儿的胸部可以检查小儿胸骨的发育情况及呼吸情况，当小儿疳证比较严重时，胸骨的发育也可受到影响而出现鸡胸、肋骨外翻等症状。当小儿患有肺系疾病时由于咳嗽气逆，触摸患儿胸部可发现呼吸状态异常。触摸小儿的腹部可以了解病情的虚实及病情的性质，当小儿患有积滞后，因多为实证，腹部可胀满拒按，当积滞转为疳证后，腹部可出现腹痛喜按的虚证。另外，通过腹部的触摸，还可区别腹部的胀满是气滞腹胀，还是内有积水或是有积块的有形之物（如肠中的粪便包块或肝脾肿大等）。通过对四肢的触摸不仅可以了解手足的凉热，还可以了解四肢肌肉的发育情况。

总之，通过全面的四诊，可以为疾病诊断提供进一步的依据。

二　小儿生理病理特点

中医理论认为小儿自出生到长成成人，处于不断的生长发育过程中，年龄越小生长发育越快。儿童不是成人的缩小版，孩子无论在形体、生理，还是在病因、病理等方面，都与成人有着明显的不同。作为小儿的父母，要想养育好自己的孩子,首先要了解儿童的生理、病理特点,才能够保障孩子的健康成长。

小儿生理特点主要表现为脏腑娇嫩,形体发育不完善。虽然小儿生机蓬勃、发育迅速,但机体脏腑的形态、生理功能尚未成熟健全,其中又以肺、脾、肾三脏不足更为突出。这一方面是由于小儿出生后肺、脾、肾三脏结构及功能尚未健全所致;另一方面是因为小儿与成人一样,需要维持正常的生理活动,而且处于生长发育阶段,需满足这一特殊的需求。因此,就出现了相对薄弱的生理功能与相对较多的生长发育需求之间的矛盾,这就是为什么小儿较成人更易出现食积、泄泻、感冒等疾病的原因。

小儿病理特点主要表现为发病容易、传变迅速,脏气清灵、易趋康复。由于小儿的脏腑结构和功能均未健全,因而对病邪侵袭、药物攻伐的抵抗和耐受能力都较低,所以表现为发病容易,变化迅速。但是,小儿脏腑脏气清灵,没有基础疾患(旧病),因此治疗起来相对容易,机体康复也较成人更为迅速。这就提示我们做父母的要细致观察自己的宝宝,有病则及时就医,病愈则及时停药,平时不可给宝宝滥用药物。

三　小儿的脾胃功能特点

中医理论认为小儿时期正处于人体的发育成长时期,因此许多的脏腑、器官及功能都在不断地发育,相对比较弱,像小儿的脾胃功能就是如此,而且小儿不同于成人,小儿由于生长发育的原因,对营养物质的需求相对比较高,这时如果家长喂养不当或是受疾病的影响,都会损伤孩子的脾胃功能。中医认为脾胃是人体的后天之本,胃的功能是受纳食物,脾的功能是主消化吸收,脾胃为仓廪之官。脾主运化水谷精微,生化气血,其气主升;胃主受纳、腐熟水谷,其气主降,二者相和,脾胃运纳相成,升降相因,共同完成纳运之职。各种原因导致小儿脾胃功能损伤,就会出现积滞、厌食、消化不良、腹泻、便秘等消化系统病症。

第四章

小儿常见病的 }

捏积治疗 }

冯氏捏积疗法包括推、捏、捻、放、提、揉、按等传统按摩手法,还运用内服冯氏消积散、外敷冯氏化痞膏独有的特色疗法,治疗积滞、疳积、厌食及夜啼等小儿常见疾病有特效。在治疗上冯泉福教授提出"通督脉""调阴阳""督脉通诸脉通"的学术思想。

小儿厌食症是指小儿较长时间食欲不振或食欲减退，见食不贪，甚至拒食，是儿童摄食行为异常的一种疾病，各年龄阶段的儿童均可发生，但以1～6岁小儿多见。本病迁延日久，可导致小儿营养不良、贫血、佝偻病及免疫力低下，反复出现呼吸道感染，对儿童生长发育、营养状态和智力发展也有不同程度的影响。

一 疾病概述

1. 小儿厌食的主要病因

中医理论认为小儿脏腑娇嫩，脾常不足。"小儿血气未充，脾胃薄弱"是小儿厌食症的发病基础。小儿厌食主要病位在脾胃，病机关键在于脾失健运，胃纳失和。

（1）由于小儿脏腑娇嫩，脾常不足，小儿乳食不能自我调节，或因片面强调高营养，辅食添加不当，膳食结构不合理，过量食用高脂肪、高热量、高蛋白的食物，超过了小儿正常的消化能力；或因家长溺爱孩子纵其所好，过量食用或者嗜食肥甘厚味、煎炸烧烤食品、高糖饮料及冷饮食品；或因孩子饮食无规律，饥饱无度、挑食、偏食，这些均可以导致小儿脾胃损伤，形成厌食。其临床表现为厌恶进食，面色不华，倦怠疲乏，形体消瘦等。

（2）小儿罹患其他疾病后未能及时调理，或因过用一些苦寒药伤及脾胃，也可致使小儿脾胃受纳运化失常产生厌食。再者有些孩子先天胎禀不足，素体脾胃功能薄弱，当孩子因突然受到惊吓、情志不舒、微量元素缺乏及生活环境发生变化时，也可导致小儿厌食。

2. 小儿厌食的临床表现

（1）脾胃气虚证。表现为病后不思饮食，面色苍白，汗多乏力，夜寐不安，舌质淡，苔薄白，脉细无力，指纹淡。

（2）脾胃阴虚证。表现为不思饮食，面色、皮肤干燥无光泽，夜间汗多，夜寐不安，舌质红少津，苔少花剥，脉细数，指纹红。

（3）肝脾不和证。表现为不思饮食，烦躁不安，白天爱发脾气，夜间啼哭不安，舌质红，苔薄黄，脉弦，指纹红。

二 治疗

【**治疗原则**】健脾理气,和中开胃。

◎ 基本手法

　　运用冯氏捏积手法。操作者在捏拿患儿脊背第 5 遍开始,重提患儿督脉两旁的脏腑腧穴,用双手的拇指与食指合作分别将脏腑腧穴处的皮肤,用较重的力量在捏拿的基础上,向后上方用力牵拉一下。治疗小儿厌食时选胃俞、脾俞、大肠俞重提,目的是通过这个手法,加强对背部脏腑腧穴的刺激,用以调整小儿脏腑的功能,起到调和脾胃、醒脾开胃的作用。

重提胃俞

重提脾俞

重提大肠俞

◎ 辨证推拿

配合按摩手法：在冯氏捏积手法的基础上，根据不同证型可分别选择补脾经、补胃经、清肝经、运内八卦、揉板门、揉中脘、推四横纹、摩腹。

脾胃气虚证 选择补脾经 100 次、运内八卦 100 次、揉板门 300 次、推四横纹 50~100 次、摩腹 200 次。

补脾经

运内八卦

揉板门

推四横纹

摩腹

脾胃阴虚证 选择揉板门 300 次、补脾经 100 次、运内八卦 100 次。

揉板门

补脾经

运内八卦

肝脾不和证 选择清肝经 100 次、补脾经 100 次、运内八卦 100 次、揉中脘 100 次。

清肝经

补脾经

运内八卦

揉中脘

手法解析

冯氏捏积疗法,可刺激背部膀胱经及脊柱两侧夹脊穴,其中对肝俞、脾俞、胃俞、大肠俞及肾俞的刺激可疏肝理气、健脾和胃、补肾益气,肝气舒则烦急缓,故纳增、胀减,脾胃健则纳香、纳增;脾胃气机运转,升清降浊则腹胀得减,大便转好;脾胃健运,布散水谷精微,则面色好转。所选取的小儿推拿手法,补脾经、补胃经、揉板门可健脾胃,促运纳,改善食欲、食量;推四横纹、运内八卦,以调畅气机,平衡阴阳,从而改善脾胃症状,气机调畅则肝气亦舒,烦急症状可减;摩腹可补脾健胃,调和消导,故可改善大便症状。

专家提示

（1）运用冯氏捏积手法治疗小儿厌食,宜在早晨空腹时捏积,中医认为早晨是人体胃气生发的时机,此时进行捏积治疗可以促进小儿的脾胃运化功能,增加食欲。

（2）厌食小儿如同时患有某些急性感染性疾病,也不宜同时进行捏积治疗,可以等疾病痊愈后再进行捏积治疗。

（3）捏积疗法治疗期间禁食芸豆、醋和螃蟹。禁食冷饮、煎炸、寒凉食品。

（4）纠正不良饮食习惯,做到"乳贵有时,食贵有节",不偏食,不挑食,不强迫进食,饮食定时定量,荤素搭配,少食肥甘厚味、生冷坚硬等不易消化的食物,鼓励多食蔬菜及粗粮。

◎ 中医调理膳食

薏苡仁芡实莲子粥

薏苡仁20克、芡实20克、扁豆20克、莲子20克,洗净煮烂食用。适合脾胃虚弱型厌食小儿食用。

薏苡仁莲子百合粥

薏苡仁30克、百合20克、莲子20克,洗净煮烂再加大米30克同煮后食用。适合脾肺气虚型厌食小儿食用。

小儿积滞通常称为"食滞""停食"等,是由于孩子饮食不规律,饮食失节,造成孩子脾胃失调、食停胃肠而引起。如果积滞不消,天长日久,就会出现消化道和全身的病症,病久了耗伤孩子正气和津液,可以出现极度消瘦,进一步发展形成疳证。所以说积滞是病的早期,偏于实证;疳证是病的后期,偏于虚证。

一 疾病概述

1. 小儿积滞的主要病因

中医认为由于儿童处于生长发育的过程中,中医所讲的人体心、肝、脾、肺、肾五脏中,小儿有三脏是不足的,即脾、肺、肾不足。正是由于小儿脾胃发育不完善,消化吸收的功能要比成人弱,一旦喂养过量就容易出现食积的情况,从而导致孩子生病。现代医学也认为,孩子如果饮食过量,吃得太饱,不但加重了孩子的胃肠道负担,也会影响孩子的胃肠蠕动及消化液的分泌,经常会出现一些腹胀、腹痛、便秘、睡眠不安的症状,甚至长期的饮食过量,使孩子的消化功能超负荷工作,久而久之,胃肠就罢工了,从而出现食积,甚至发展成食欲不振、厌食,最后演变为疳积。

(1)家长喂养不当或是添加辅食不当造成。我们知道小儿不同于成人,孩子的脾胃正处于生长发育阶段,因而中医认为小儿脾常不足,即消化吸收功能比较弱,在喂养上要特别小心仔细,一定要科学喂养,讲究适时、适量、适度。有些家长心疼孩子,不顾孩子生长的规律,过早、过量地添加辅食,久而久之,孩子的脾胃消化系统负担过重,消化功能受到损伤,产生了积滞,影响了孩子的消化吸收和生长发育,反而是揠苗助长。

(2)生病后失于调养造成。孩子生病之后,饮食宜清淡,此时若是进食肥甘厚味不好消化的食物,就会使脾胃消化功能受到影响,形成积滞。

(3)孩子饮食过量。添加辅食是孩子饮食进程中的重要阶段,家长要遵从从少量、流质食物、单一品种开始,逐渐增加的原则。再者,我们提倡孩子饮食不要过量,特别是晚餐不要吃得过多,有些孩子在幼儿园吃了,回家后,跟随下班晚的大人再吃一顿,这样导致孩子吃得过饱,消化不了,就会积食。

2. 小儿积滞的临床表现

（1）喂养不当，食积化热证。此类孩子表现为不思乳食，呕吐酸腐，肚子胀气，大便秘结，哭闹不安，手足心热，舌质红，苔白厚或黄厚，脉滑，指纹紫滞。

（2）病后脾虚积滞证。表现为孩子形体瘦弱，精神疲乏，生病后出现不思饮食，吃则肚胀，大便有不消化的食物，睡眠不安，晨起口中有酸腐气味，舌质淡，苔白腻，脉细滑，指纹紫滞。

二 治疗

【治疗原则】消食化积，和中导滞。

◎ 基本手法

运用冯氏捏积手法。操作者在捏拿患儿脊背第 5 遍开始，重提患儿督脉两旁的脏腑腧穴，用双手的拇指与食指合作分别将脏腑腧穴处的皮肤，用较强的力量在捏拿的基础上，向后上方用力提拉一下。治疗小儿积滞时选胃俞、脾俞、大肠俞、三焦俞重提，目的是通过这个手法，加强对背部脏腑腧穴的刺激，用以调整小儿脏腑的功能，起到调和脾胃、消食化积、和中导滞的作用。

重提胃俞　　重提脾俞

重提大肠俞　　重提三焦俞

◎ 辨证推拿

配合按摩手法:在冯氏捏积手法的基础上,根据不同证型可分别选择补脾经、清胃经、运内八卦、揉板门、推四横纹、清大肠、退六腑、揉天枢。

喂养不当,食积化热证　选择清大肠、揉板门 300 次,补脾经 100 次,运内八卦 100 次,退六腑 100 次。

清大肠

揉板门

补脾经

运内八卦

退六腑

病后脾虚积滞证 选择补脾经100次、运内八卦100次、揉板门300次、推四横纹50~100次、揉天枢100次。

补脾经

运内八卦

揉板门

推四横纹

揉天枢

手法解析

　　冯氏捏积疗法,可刺激背部膀胱经腧穴及脊柱两侧夹脊穴,其中对胃俞、脾俞、大肠俞、三焦俞重提的刺激可健胃消导,清除积食,使脾胃气机运转,则食滞消除,恢复正常的脾胃运化功能。配合推拿手法所选取的穴位,补脾经、清胃经、揉板门、退六腑,可健脾胃助运;推四横纹、运内八卦,可以调节、升降气机,加强脾胃的升清降浊的功能。清大肠、揉天枢,可促运纳、健脾胃、调和消导,故可改善积滞症状。

专家提示

　　(1)治疗小儿积滞宜在早晨空腹时捏积,中医认为早晨是人体胃气生发的时机,此时进行捏积治疗可以促进小儿的脾胃运化功能,增强消导食积的作用。

　　(2)治疗期间禁食芸豆、醋和螃蟹,以及冷饮、煎炸、寒凉食品。

　　(3)积滞小儿晚餐进食时间不要太晚,饮食宜清淡、适量,临睡前不要再进食。

◎ 中医调理膳食

橘皮山楂汁

　　橘皮10克、山楂20克,洗净加水煎,去渣取汁加少量白糖饮用。适合食积的孩子服用。

芡实莲子粥

　　芡实10克、莲子10克、大米30克,洗净加水煮,煮熟加少量白糖饮用。适合病后脾虚引起的食积孩子服用。

脘腹痛通常称为"胃脘痛""腹痛"等,是由于孩子脾胃薄弱,或感受寒邪,或饮食不规律、饮食失节,或情志不畅,或素体脾胃虚弱,造成孩子脾胃失调、胃肠气滞而引起。中医常讲的"通则不痛,痛则不通"就是这个道理。

一 疾病概述

1. 小儿脘腹疼痛的主要病因

中医认为正是由于小儿脾胃发育不完善,消化吸收的功能要比成人弱,因此脾常不足,一旦护理不当,就容易出现脘腹部受凉、受寒的情况,加上孩子寒温不知自调,就容易生病。

(1)若孩子饮食过量,进食太饱,加重了胃肠道负担,影响孩子消化的功能,则造成停食停乳而致脘腹疼痛。

(2)有些孩子素体虚弱,或感受寒邪,或饮食起居贪凉,寒主收引,气机凝滞,导致脘腹疼痛。

(3)气机不畅也可以导致脘腹痛。小儿肝常有余,加上现在家长娇宠孩子,如果孩子一旦不遂心愿,便情志不舒,肝气郁结,经常暴怒,肝气横逆,伤脾犯胃,表现为脘腹部胀满疼痛。

(4)素体脾虚的孩子多因先天禀赋不足,或后天调养不当,或过用寒凉药物造成脾胃虚寒,脾阳不足,遇寒受凉后脘腹部疼痛,容易发生脘腹痛。

2. 小儿脘腹疼痛的临床表现

(1)感受寒邪证。表现为疼痛发作时面色苍白,出冷汗,四肢发凉,疼痛时喜温暖,得温暖疼痛缓解,遇寒凉疼痛加重,舌质淡,苔白,脉弦紧,指纹红。

(2)停食停乳证。表现为脘腹部胀满,疼痛时拒绝触摸,按压时疼痛加重,伴有不思饮食,打嗝,或呕吐酸腐,大便有不消化的酸腐气味,烦躁不安,睡眠不踏实、磨牙,手心发热,舌质红,舌苔厚腻,脉沉滑,指纹紫滞。

(3)肝气犯胃证。表现为孩子脘腹部胀满疼痛,连及两胁下,烦躁、情绪不舒时疼痛加重,伴有打嗝矢气,大便干燥,夜啼,睡眠不安,舌尖红,舌苔黄厚,脉弦滑,指纹紫滞。

（4）脾胃素虚证。表现为脘腹部隐隐作痛,脘腹胀气,疼痛发作时喜温喜按,空腹时疼痛加重,进食后疼痛缓解,面色苍白无光泽,手足不温,大便稀软不成形,舌质淡,苔白,脉沉缓,指纹淡红。

二 治疗

【治疗原则】总原则是调理气机,健脾和胃。根据不同的证型分别采用温胃散寒、消食导滞、疏肝理气、温中补虚等治疗方法。

◎ 基本手法

运用冯氏捏积手法。操作者在捏拿患儿脊背第5遍开始,重提患儿督脉两旁的脏腑腧穴,用双手的拇指与食指合作分别将脏腑腧穴处的皮肤,用较重的力量在捏拿的基础上,向后上方用力提拉一下。治疗小儿脘腹疼痛时选脾俞、胃俞、肝俞、三焦俞重提,目的是通过这个手法,加强对背部脏腑腧穴的刺激,用以调整小儿脏腑的功能,使之起到健脾和胃、柔肝理气、调畅气机的作用。

三焦俞 胃俞 脾俞 肝俞

重提脾俞　　　　　　　　　　重提胃俞

重提肝俞　　　　　　　　　　重提三焦俞

◎ 辨证推拿

配合按摩手法：在冯氏捏积手法的基础上，根据不同证型可分别选择补脾经、运内八卦、推四横纹、清肝经、摩腹、揉神阙、揉天枢、揉中脘、清大肠、拿肚角。

感受寒邪证　选择揉神阙100次、揉天枢100次、揉中脘100次、拿肚角（左右各拿5次）。

揉神阙　　　　　　　　　　揉天枢

揉中脘

拿肚角

停食停乳证 选择运内八卦 100 次、推四横纹 50~100 次、清大肠 100 次、摩腹 200 次、揉神阙 100 次、揉天枢 100 次、揉中脘 100 次、拿肚角（左右各拿 5 次）。

运内八卦

推四横纹

清大肠

摩腹

揉神阙　　　　　　　　　揉天枢

揉中脘　　　　　　　　　拿肚角

肝气犯胃证　选择补脾经100次、清肝经100次、摩腹200次、揉神阙100次、揉天枢100次、揉中脘100次、拿肚角（左右各拿5次）。

补脾经

清肝经

摩腹

脾胃素虚证　选择补脾经 100 次、摩腹 200 次、揉神阙 100 次、揉天枢 100 次、揉中脘 100 次、拿肚角（左右各拿 5 次）。

揉中脘　　　　　拿肚角

手法解析

冯氏捏积疗法,可刺激背部膀胱经腧穴及脊柱两侧夹脊穴,作用于督脉升脾阳,温经络,其中对脾俞、胃俞、肝俞、三焦俞重提的刺激可健脾和胃,调畅气机,则脾胃寒消,脘腹痛除,恢复正常的脾胃运化功能。配合推拿手法所选取的穴位,补脾经、摩腹、揉神阙、揉天枢、揉中脘、拿肚角,健脾温中,除脏腑之寒;选择运内八卦、推四横纹、清大肠、拿肚角、摩腹,健脾胃,摩腹可以直接作用于腹痛局部,缓急止痛。

专家提示

（1）治疗小儿脘腹疼痛宜在早晨空腹时捏积,中医认为早晨是人体阳气生发的时机,此时进行捏积治疗可以促进、增强小儿脾胃运化功能的作用。

（2）治疗期间禁食芸豆、醋和螃蟹,以及冷饮、煎炸、寒凉食品。

（3）小儿要注意保暖,防止腹部受凉受寒。

（4）合理喂养,适量进食,不吃冷饮、不喝饮料。

◎ 中医调理膳食

双姜粥

生姜5克、高良姜3克、大米50克,将大米洗净加水煮,开锅后加入生姜、高良姜,待大米煮熟,加少量红糖食用。适于脾胃感受寒邪的脘腹疼痛。

山楂山药莲子羹

山楂10克、山药20克、莲子10克,洗净加水适量煮,煮熟加少量白糖食用。适合于脾胃素虚型的脘腹疼痛。

小儿呕吐症是指小儿因脾胃不和,导致食物从胃上逆而吐出的病症,各年龄阶段的儿童均可发生,但以婴幼儿多见。多是因脾胃不和或乳食伤胃、脾胃虚寒、肝气犯胃等引起。虽然病位在胃,但与脾失健运、肝气横逆关系密切。病机关键在于脾失健运,胃纳失和,或肝气横逆犯胃,使得胃气失降而呕吐。

一 疾病概述

1. 小儿呕吐的主要病因

（1）乳食内积。由于小儿脏腑娇嫩,脾常不足,小儿乳食不能自我调节,若小儿膳食结构不合理,过食过量的食物,超过了小儿正常的消化能力;或者嗜食肥甘厚味、高糖饮料及冷饮食品;或因孩子饮食无规律,饥饱无度,挑食偏食,均可导致小儿脾胃损伤,胃不受纳。

（2）脾胃虚寒。小儿罹患其他疾病后,未能及时调理,或因过用一些苦寒药伤及脾胃,也可致使小儿脾胃受纳运化失常产生呕吐、干哕。再者有些孩子先天禀赋不足,素体脾胃薄弱,脾胃虚寒导致小儿呕吐。

（3）肝气不舒,横逆犯胃。因小儿遇精神刺激,或变换环境不适应,肝气郁结,肝木横克脾土,气机不畅而导致呕吐。

2. 小儿呕吐的临床表现

（1）乳食内积型。表现为呕吐酸腐不消化食物,厌恶进食,口气秽浊,脘腹胀满,大便秘结或泻下酸臭。舌质红,苔厚腻,脉滑数,指纹紫滞。

（2）脾胃虚寒型。表现为病后不思饮食,食后良久方吐,朝食暮吐,进食后食物不消化,汗多乏力,舌质淡,苔白,脉细无力,指纹淡。

（3）肝逆犯胃型。表现为饮食不化,呕吐酸腐,打嗝嗳气,精神烦躁,易哭易闹,舌边红,苔腻,脉弦,指纹紫。

3. 小儿呕吐的生活调养

小儿呕吐形成的原因,很大一部分是由于饮食喂养的问题,因而在治疗小儿呕吐症的同时,应注意养成良好的进食规律,纠正不良饮食习惯,做到"乳贵有时,食贵有节",不偏食,不挑食,不强迫进食,饮食定时定量,荤素搭配,少食肥甘厚味。

二 治疗

【**治疗原则**】健脾柔肝,降逆和胃。

◎ 基本手法

运用冯氏捏积手法。操作者在捏拿患儿脊背第5遍开始,重提患儿督脉两旁的膀胱经脏腑腧穴,用双手的拇指与食指合作分别将脏腑腧穴处的皮肤,用较重的力量在捏拿的基础上,向后上方用力牵拉一下。治疗小儿呕吐时选胃俞、脾俞、肝俞重提,目的是通过这个手法,加强对背部脏腑腧穴的刺激,用以调整小儿脏腑的功能,起到调和脾胃、疏肝降逆止呕的作用。

重提胃俞

重提脾俞

重提肝俞

◎ 辨证推拿

配合按摩手法: 在冯氏捏积手法的基础上,根据不同证型可分别选择补脾经、补胃经、运内八卦、揉板门、推四横纹、清大肠、揉中脘、摩腹。

乳食内积型 选择揉板门 300 次、补脾经 100 次、运内八卦 100 次、清大肠 100 次。

揉板门

补脾经

运内八卦

清大肠

脾胃虚寒型 选择补脾经 100 次、运内八卦 100 次、揉板门 300 次、推四横纹 50~100 次、摩腹 200 次。

补脾经

运内八卦

揉板门

推四横纹

摩腹

肝逆犯胃型 选择清肝经100次、补脾经100次、运内八卦100次、揉中脘100次、摩腹200次。

清肝经

补脾经

运内八卦

揉中脘　　　　　　　　摩腹

手法解析

　　冯氏捏积疗法,可刺激背部膀胱经及脊柱两侧夹脊穴,其中对脾俞、肝俞、胃俞、大肠俞的刺激可健脾和胃,疏肝理气,使烦急缓,故胃纳和、脘腹胀减,脾胃健则纳食,脾胃气机运转,升清降浊则腹胀得减 ,脾运胃健,布散水谷精微,则呕吐止。所选取的小儿推拿手法,补脾经、补胃经、揉板门可健脾胃,促运纳,改善呕吐;推四横纹、运内八卦,以调畅气机,平衡肝脾,从而改善肝胃症状,气机调畅则肝气亦舒,烦急症状可减;清大肠、揉中脘可调和消导,故可改善呕吐症状。

专家提示

　　(1)运用冯氏捏积手法治疗小儿呕吐,宜在早晨空腹时捏积,早晨是人体胃气生发的时机,此时进行捏积治疗可以促进小儿的脾胃消化功能。

　　(2)患儿要排除患有某些急性感染性疾病,患此类疾病时不宜进行捏积治疗,可以等疾病痊愈后再进行捏积治疗。

　　(3)捏积治疗期间禁食芸豆、醋和螃蟹。禁食黏腻、冷饮、煎炸、寒凉食品。

◎ 中医调理膳食

丁香柿蒂薏苡仁粥

　　薏苡仁 20 克、丁香 0.3 克、柿蒂 5 克、大米 20 克,洗净煮粥食用。适合脾胃虚寒的呕吐小儿食用。

山楂陈皮莲子粥

　　山楂 5 克、陈皮 6 克、莲子 20 克,洗净煮烂再加大米 30 克同煮后食用。适合乳食内积型呕吐的小儿食用。

玫瑰佛手粥

　　玫瑰花 5 朵、佛手柑 5 克、大米 20 克,洗净煮粥食用,适合肝逆犯胃型呕吐的小儿食用。

小儿泄泻是指大便次数增多,大便不成形,呈稀薄或水样便。本病一年四季均可以发生,夏秋季节发病率增高。小儿泄泻发生的原因以感受外邪、内伤饮食、脾胃虚弱最为常见。

一 疾病概述

1. 小儿泄泻的主要病因

(1)小儿脏腑娇嫩,冷暖不知自调,孩子感受自然界的风、寒、暑、湿、热邪都可以导致泄泻,尤其是湿邪最为常见,夏秋季是湿邪当令,因此夏秋季节小儿泄泻发病率增高。

(2)小儿具有脾常不足的生理特点,消化能力较弱,一旦家长喂养或添加辅食不当,就会损伤脾胃,发生泄泻。再者有些孩子先天不足素体脾胃虚弱,或是大病、久病之后脾胃虚弱,正常的饮食消化吸收功能减弱,出现泄泻,且泄泻发病前有停食积食病史。

(3)由于急性泄泻治疗不当,时间长了迁延不愈转为了慢性脾虚泄泻;或是素体脾虚,脾胃运化功能不足,形成泄泻。

2. 小儿泄泻的临床表现

(1)感受湿邪证。表现为大便呈水样,或是蛋花汤样的大便,大便量多,次数增加,一日可达十多次,伴有腹部疼痛,或呕吐,发热烦躁,口渴,小便量减少,舌质红,苔黄腻,脉滑数,指纹紫。

(2)停食停乳证。表现为大便稀,夹有不消化的奶瓣、食物,大便气味酸腐,脘腹胀痛,泻后腹痛减轻,伴有不思饮食,打饱嗝,或呕吐酸腐,烦躁不安,睡眠不踏实,舌质红,舌苔厚腻,脉滑,指纹滞。

(3)素体脾虚证。表现为久泻不止或反复发作,大便清稀,气味不大,特点是进食即泻,夹有不消化的奶瓣、食物,脘腹胀气,伴有形体消瘦,面色苍白无光泽,精神倦怠,舌淡,舌苔白,脉缓弱,指纹淡。

二 治疗

【治疗原则】 总的原则为运脾化湿止泻。根据不同的证型可以分别采用清热利湿、消食导滞、温中补脾等治疗方法。

◎ 基本手法

运用冯氏捏积手法。操作者在捏拿患儿脊背第 5 遍开始，重提患儿督脉两旁的脏腑腧穴，用双手的拇指与食指合作分别将脏腑腧穴处的皮肤，用较重的力量在捏拿的基础上，向后上方用力牵拉一下。治疗小儿泄泻时选脾俞、胃俞、肝俞、三焦俞重提，目的是通过这个手法，加强对背部脏腑腧穴的刺激，用以调整小儿脏腑的功能，使之起到健脾止泻的作用。

三焦俞　胃俞　脾俞　肝俞

重提脾俞　　　　　　　　重提胃俞

重提肝俞　　重提三焦俞

◎ 辨证推拿

配合按摩手法：在冯氏捏积手法的基础上，根据不同证型可分别选择补脾经、运内八卦、推四横纹、退六腑、摩腹、揉天枢、揉中脘、清大肠、揉足三里、揉龟尾。

感受湿邪证　选择清大肠 100 次、退六腑 100 次、推四横纹 50~100 次、揉龟尾 30 次。

清大肠　　退六腑

推四横纹　　揉龟尾

停食停乳证 选择补脾经100次、运内八卦100次、推四横纹50~100次、退六腑100次、摩腹200次、揉天枢100次、揉中脘100次、清大肠100次、揉足三里50次、揉龟尾30次。

补脾经

运内八卦

推四横纹

退六腑

摩腹

揉天枢

揉中脘

清大肠

揉足三里

揉龟尾

素体脾虚证 选择补脾经 100 次、推四横纹 50~100 次、摩腹 200 次、揉天枢 100 次、揉中脘 100 次、揉足三里 50 次、揉龟尾 30 次。

补脾经

推四横纹

摩腹

揉天枢

揉中脘

揉足三里

揉龟尾

手法解析

冯氏捏积疗法,可刺激背部膀胱经腧穴及脊柱两侧夹脊穴,作用于督脉可以升提阳气,温补脾肾,化湿止泻,其中对脾俞、胃俞、肝俞、三焦俞的重提刺激,可健脾化湿,调畅气机,则脾胃强健,升清降浊,恢复正常的大便。配合推拿手法所选取的补脾经、运内八卦、推四横纹、揉天枢、揉中脘,健脾止泻,分利水湿;揉足三里、揉龟尾、摩腹,健脾温肾,散寒止泻,用于虚证、寒证的泄泻;退六腑、清大肠、揉龟尾,清热利湿,分清泌浊。

专家提示

（1）治疗小儿慢性泄泻时,捏积手法在运用时应该注意手法需轻柔和缓,因病史较长,治疗需要2~3个疗程。

（2）治疗小儿泄泻时,配合冯氏捏积疗法的消积散不用。

（3）注意小儿护理,腹部免受寒凉。合理喂养,循序渐进添加辅食。

（4）禁食芸豆、螃蟹。禁食冷饮、煎炸、寒凉食品。

◎ 中医调理膳食

山药粥

大米50克、淮山药细粉20克。大米洗净,浸泡30分钟备用。锅内加入适量清水烧开,加入大米烧开,再加入淮山药细粉,一起煮成粥即可。适于素体脾虚的小儿泄泻者食用。

神曲山楂陈皮粥

神曲10克、山楂10克、陈皮10克、大米30克。神曲捣碎,山楂、陈皮、大米洗净,加水适量煮熟食用。适合于脾胃不和停食引起的小儿泄泻。

小儿便秘是指大便秘结不通,大便次数减少,或排便周期延长,大便排出不畅。儿童便秘绝大多数是没有器质性病变的功能性便秘。本病一年四季均可以发生,与孩子的饮食规律和生活习惯有关,如粗纤维类饮食减少、日常活动量不足等。

一　疾病概述

1. 小儿便秘的主要病因

中医认为小儿便秘的原因多为积滞化热、热邪伤津、气郁血虚等。

（1）积滞化热。因小儿肠道水液不足,小儿脾常不足,饮食不知自调,家长喂养不当,或是进食了肥甘厚味、煎炸的食物,内生燥热,致使小儿积滞化热,肠道水液不足,出现便秘。

（2）小儿罹患热病后,热邪最容易耗伤津液,肠道津液不足,失于濡养,导致大便干结难解形成便秘。

（3）气郁血虚。小儿脏腑娇嫩,如先天禀赋不足,气血不足,或暴受惊恐、情志不舒,或是活动过少、久坐多卧致气滞郁结,也可以出现便秘。

2. 小儿便秘的临床表现

（1）积滞化热证。表现为大便干结,脘腹胀满,不思饮食,手足心热,口臭,舌质红,舌苔黄厚腻,脉沉有力,指纹紫。

（2）病后肠道津液不足证。表现为大便次数减少,经常2~3日大便一次,甚至一周一次,大便干结呈羊粪状,口舌生疮,舌质红,舌苔黄厚腻,脉沉有力,指纹紫。

（3）气郁血虚证。表现为小儿虽然有便意,大便亦不干结,但大便艰难,难以排出,面色苍白无光泽,神疲乏力,舌淡红,舌苔薄白,脉细无力,指纹淡红。

3. 小儿便秘的生活调养

（1）合理喂养,适量适度,循序渐进添加辅食。

（2）注意纠正孩子偏食,鼓励孩子多吃蔬菜、水果。

（3）注意培养孩子养成良好的排便习惯,即每天定时定点地按时排便。

二 治疗

【治疗原则】 总的原则为润肠通导。根据不同的证型可以分别采用消食导滞、清热润肠、益气养血等治疗方法。

◎ 基本手法

运用冯氏捏积手法。操作者在捏拿患儿脊背第 5 遍开始，重提患儿督脉两旁的脏腑腧穴，用双手的拇指与食指合作分别将脏腑腧穴处的皮肤，用较重的力量在捏拿的基础上，向后上方用力牵拉一下。治疗小儿便秘时选脾俞、胃俞、三焦俞、厥阴俞重提，目的是通过这个手法，加强对背部脏腑腧穴的刺激，用以调整小儿脏腑的功能，使之起到健脾益气、润肠通导的作用。

重提脾俞　　　　　　　　　　　　　重提胃俞

重提三焦俞　重提厥阴俞

◎ 辨证推拿

配合按摩手法： 在冯氏捏积手法的基础上，根据不同证型可分别选择补脾经、运内八卦、推四横纹、退六腑、摩腹、揉天枢、揉中脘、清大肠、揉足三里、揉龟尾。

积滞化热证 选择清大肠 100 次、退六腑 100 次、推四横纹 50~100 次、揉龟尾 30 次。

清大肠　退六腑

推四横纹　揉龟尾

病后肠道津液不足证　选择补脾经 100 次、运内八卦 100 次、推四横纹 50~100 次、退六腑 100 次、摩腹 200 次、揉天枢 100 次、揉中脘 100 次、清大肠 100 次、揉足三里 50 次、揉龟尾 30 次。

補脾经　　　　　　　　　　　　　运内八卦

推四横纹　　　　　　　　　　　　退六腑

摩腹　　　　　　　　　　　　　　揉天枢

揉中脘　　　　　　　　　　　　　清大肠

揉足三里

揉龟尾

气郁血虚证 选择补脾经 100 次、推四横纹 50~100 次、摩腹 200 次、揉天枢 100 次、揉中脘 100 次、揉足三里 50 次、揉龟尾 30 次。

补脾经

推四横纹

摩腹

揉天枢

揉中脘

揉足三里

揉龟尾

冯氏捏积疗法,可刺激背部膀胱经腧穴及脊柱两侧夹脊穴,作用于督脉可以补益脾胃,通导大肠,其中对脾俞、胃俞、厥阴俞、三焦俞的重提刺激,可健脾导滞,调畅气机,脾胃功能强健,则大肠热清浊降,恢复正常的排便。推拿手法所选取的补脾经、运内八卦、推四横纹、揉天枢、揉中脘、揉足三里、揉龟尾、摩腹,起到健脾益气、润肠通便的作用,用于虚证便秘;退六腑、清大肠、揉龟尾,清大肠实热,行气通腑,治疗实证便秘。

专家提示

治疗小儿便秘时,捏积手法在运用时应该注意手法需轻柔和缓,因病史较长,治疗需要2~3个疗程。

禁食芸豆、螃蟹。禁食冷饮、煎炸、寒凉食品。

◎ 中医调理膳食

萝卜汁

胡萝卜50克、白萝卜50克、蜂蜜20克,将胡萝卜、白萝卜洗净切片加水煮,开锅15分钟后加入蜂蜜,待晾温后饮汁食用。适合于积滞化热的便秘。

百合玉竹核桃粥

百合10克、玉竹10克、核桃仁10克、大米30克、蜂蜜20克。将百合、玉竹、核桃仁、大米洗净加水熬煮成粥,调入蜂蜜即可食用。适合于肠道津液不足的小儿便秘。

黄芪粥

黄芪20克、太子参10克、大米30克。黄芪、太子参洗净加水500毫升,煎煮30分钟后去渣留汁,加大米煮至大米开花烂熟。适合于气郁血虚的小儿便秘。

疳证是由喂养不当或多种疾病影响,导致脾胃受损、气液耗伤而形成的一种慢性严重营养障碍性疾病。临床以形体消瘦,面色无华,毛发干枯,精神萎靡或烦躁,饮食异常为特征。疳证多由积滞转化发展而来。疳证分为疳气、疳积、干疳。本病多见于5岁以下小儿。因其起病缓慢,病程迁延,严重地影响小儿的生长发育。

一 疾病概述

1. 小儿疳证的主要病因

(1)喂养不当导致饮食失调。小儿若喂养乳食太过,过食肥甘厚味、生冷坚硬难化之物,或妄加滋补食品,以致食积内停,积久成疳;或母乳缺乏,或过早断乳,摄入食物的数量、质量不足;或偏食、挑食,致营养失衡,长期不能满足生长发育需要,气液亏损,形体日渐消瘦而形成疳证。

(2)疾病影响。多因久病吐泻,或反复外感,罹患重病,致脾胃受损,津液耗伤,气血亏损,形体羸瘦,而成疳证。

(3)禀赋不足。由于小儿先天胎禀不足,或早产,或母亲孕期久病、药物损伤胎元,致出生后元气虚,脾胃功能薄弱,营养精微摄取不足,气血亏耗,形体羸瘦,形成疳证。

2. 小儿疳证的临床表现

(1)喂养不当,饮食失调。表现为形体略消瘦,体重不增,面色萎黄,毛发稀疏,不思饮食,腹胀,烦急不安,大便干稀不调,舌淡,苔薄白略腻,脉细有力,指纹淡。

(2)疾病影响,病后失调。表现为形体消瘦明显,面色苍白,肚腹膨胀,饮食不振,或善食易饥,精神烦躁,舌质淡,苔白腻,脉沉细滑,指纹紫滞。

(3)先天禀赋不足。表现为出生后低体重,形体干枯羸瘦,面色萎黄,精神萎靡,啼哭无力,不思饮食,大便干稀不调,腹凹如舟,舌质淡嫩,苔花剥,脉沉细弱,指纹色淡隐伏。

3. 小儿疳证的生活调养

(1)积极提倡母乳喂养,合理添加辅食。

(2)适度补充富含营养的食物,食物宜软烂易消化。

(3)重症患儿注意全身护理,预防感染。

二 治疗

【治疗原则】补益气血，健运脾胃。

◎ 基本手法

运用冯氏捏积手法。在捏拿患儿脊背第 5 遍开始，术者在患儿督脉两旁的脏腑腧穴处，用双手的拇指与食指合作分别在脾俞、胃俞、三焦俞、肾俞、大肠俞重提，在用较重的力量捏拿的基础上，向后上方用力提拉。提拉时力量要因孩子年龄的大小、形体胖瘦、体质强壮而异，酌情而定。治疗小儿疳证时选择脾俞、胃俞、三焦俞、肾俞、大肠俞重提，目的是通过此手法，加强对背部脏腑腧穴的刺激，用以调畅小儿气血，起到调和脾胃、运脾补肾、补益气血的作用。

重提脾俞

重提胃俞

重提三焦俞

◎ **辨证推拿**

配合按摩手法： 在冯氏捏积手法的基础上，根据不同证型可分别选择补脾经、补胃经、补肾经、运内八卦、揉板门、推四横纹、揉足三里、补肾顶、摩腹、上推七节骨、拿肚角、揉足三里。

喂养不当，饮食失调　选择补脾经 100 次、清胃经 100 次、运内八卦 100 次、揉板门 300 次、推四横纹 50~100 次、摩腹 200 次。

推四横纹

摩腹

疾病影响,病后失调 选择补脾经 100 次、清胃经 100 次、运内八卦 100 次、揉板门 300 次、推四横纹 50~100 次、摩腹 200 次、揉足三里 50 次、补肾顶 30 次。

补脾经

清胃经

运内八卦

揉板门

推四横纹

摩腹

揉足三里

补肾顶

先天禀赋不足 选择补脾经 100 次、运内八卦 100 次、揉板门 300 次、摩腹 200 次、揉足三里 50 次、补肾顶 30 次、拿肚角（左右各拿 5 次）。

补脾经

运内八卦

揉板门

摩腹

揉足三里

补肾顶　　　　　　　　拿肚角

手法解析

　　冯氏捏积疗法,可刺激背部膀胱经腧穴及脊柱两侧夹脊穴及督脉,"督脉通诸脉通",通过捏积疗法对脾俞、胃俞、三焦俞的重提刺激,可健脾益气,温阳培元。脾胃健运则脾胃运化功能正常,则气血津液生化有源,水谷精微物质输布全身,滋养人体的脏腑、筋脉、皮肤、肌肉。配合推拿所选取的补脾经、清胃经、揉板门可健脾胃,促运化,改善饮食;推四横纹、运内八卦,可以以调畅气机,平衡阴阳,从而改善脾胃症状,摩腹可直接作用于腹部,调和消导。补脾经、补肾经、上推七节骨、揉足三里,由于肾为先天之本、脾为后天之本。补脾经、补肾经配合,脾肾同调,有补益后天亏损的作用。上推七节骨、揉足三里、补肾顶、拿肚角、摩腹,强壮脾肾,攻补兼施,调和脏腑。

专家提示

　　由于小儿疳证治疗需要的时间较长,采用冯氏捏积疗法治疗小儿疳证,治疗疗程是 1 个月,连续治疗 4 个疗程,每个疗程 6 天,每天治疗 1 次。疗程结束后根据临床情况、治疗效果酌情制订下一步治疗计划。除采用冯氏捏积疗法治疗之外,还应配合药物治疗。

◎ 中医调理膳食

百合莲子瘦肉粥

　　百合 10 克、莲子 10 克、瘦肉末 20 克、大米 30 克。洗净加水适量,煮熟食用。适于先天禀赋不足的疳积小儿服用。

小儿贫血中最常见的是营养性缺铁性贫血。多见于6个月至3岁的婴幼儿。轻度贫血可无自觉症状,中度以上的贫血,可出现头晕乏力、食欲不振、烦躁等,并伴有不同程度的面色苍白、指甲口唇和睑结膜苍白。重度贫血或长期轻中度贫血,可导致脏腑功能失调,抵抗力下降,易患感染性疾病,部分患儿可有肝脾肿大。

一 疾病概述

1. 小儿贫血的主要病因

(1)先天禀赋不足。由于孕母体弱或孕期调护不当,饮食不足或偏食挑食,致使孕母气血化生不足,影响胎儿生长发育而发生本病。

(2)后天喂养不当。因小儿脾胃运化功能薄弱,若家长喂养不当,孩子偏食少食,未能及时添加辅食;或母乳量不足、质地清稀;或孩子患病损伤脾胃,致使气血生化不足,皆可引起小儿贫血。

2. 小儿贫血的临床表现

(1)先天不足型。表现为出生后面色口唇苍白,神疲乏力,毛发稀疏,厌食纳少,大便干结,舌质胖淡,苔白,脉细无力,指纹淡。

(2)饮食喂养不当型。表现为面色萎黄,口唇色淡,疲乏无力,食欲不振,舌质淡,苔薄白,脉缓无力,指纹淡。

化验检查:以血红蛋白量减低为主。贫血早期红细胞数不减少,随着病情的发展红细胞数也减少。红细胞平均容积小于正常,红细胞平均血红蛋白量和红细胞平均血红蛋白浓度均减低。平均血红蛋白浓度(MCHC)< 31%,红细胞平均体积(MCV)< 80fL,平均红细胞血红蛋白含量(MCH)< 27pg/L。3个月至6岁血红蛋白< 110g/L;6岁以上血红蛋白< 120g/L。

3. 小儿贫血的生活调养

(1)合理喂养,适当添加辅食。

(2)适度补充含铁高的食物。

(3)适度补充富含营养的食物,食物宜软烂易消化。

二 治疗

【治疗原则】 健脾开胃，益气养血。

◎ 基本手法

运用冯氏捏积手法。在捏拿患儿脊背第 5 遍开始，操作者在患儿督脉两旁的脏腑腧穴处，用双手的拇指与食指合作分别在脾俞、胃俞、三焦俞、肾俞重提，在用较重的力量捏拿的基础上，向后上方用力提拉。提拉时力量要因孩子年龄大小、体质强壮而异，酌情而定。治疗小儿营养性缺铁性贫血时选择脾俞、胃俞、三焦俞、肾俞重提，目的是通过此手法，加强对背部脏腑腧穴的刺激，用以调畅小儿气血，起到调和脾胃、运脾补肾、补益气血的作用。

重提脾俞

重提胃俞

重提三焦俞

重提肾俞

◎ 辨证推拿

配合按摩手法:在冯氏捏积手法的基础上,根据不同证型可分别选择补脾经、补胃经、运内八卦、揉板门、推四横纹、摩腹、揉足三里、补肾经。

饮食喂养不当型 选择补脾经 100 次、补胃经 100 次、运内八卦 100 次、揉板门 300 次、推四横纹 50~100 次、摩腹 200 次。

补脾经

补胃经

运内八卦

揉板门

推四横纹

摩腹

先天不足型 选择补脾经 100 次、补肾经 100 次、运内八卦 100 次、揉中脘 100 次、揉板门 300 次、摩腹 200 次、揉足三里 50 次。

补脾经

补肾经

运内八卦

揉中脘

揉板门

摩腹　　　　　　　　　揉足三里

　　冯氏捏积疗法,可刺激背部膀胱经腧穴及脊柱两侧夹脊穴及督脉,对脾俞、三焦俞及肾俞的刺激可健脾益气、补肾培元,脾胃健则纳香、纳增,脾胃功能运化正常,则水谷精微物质吸收好,气血生化之源充足则气血充足。配合推拿所选取的补脾经、补胃经、揉板门可健脾胃,促运化,改善食欲、食量;推四横纹、运内八卦,可以调畅气机,平衡阴阳,从而改善脾胃症状;摩腹可补脾健胃,调和消导。肾是先天之本,脾是后天之本。补脾经、补肾经配合推拿,可起到补先天不足、益后天亏损的作用。

专家提示　由于小儿贫血治疗需要的时间较长,采用冯氏捏积疗法治疗小儿营养性缺铁性贫血,治疗疗程是1个月,第1周、第2周每天治疗1次;第3周、第4周隔1天治疗1次。通过临床观察对于轻中度的贫血病人治疗效果较好。

◎ 中医调理膳食

山药薏苡仁黑芝麻粥

　　山药20克、薏苡仁20克、黑芝麻10克、大米30克,将山药、薏苡仁洗净加水煮,开锅30分钟后加入大米,加水熬煮成粥后加黑芝麻即可食用。适合于贫血的小儿食用。

薏苡仁荷叶莲子大枣粥

　　薏苡仁20克、莲子10克、荷叶5克、大枣10克、大米30克。薏苡仁、莲子洗净加水500克,熬煮30分钟后,加荷叶、大米煮至大米烂熟。适合于脾胃虚弱、喂养不当的贫血小儿服用。

小儿口疮常发生在小儿口腔、舌面及咽颊部,疼痛流口水,影响进食。常伴有发热、孩子哭闹不安,甚则拒绝进食进水。临床表现为口舌生疮,啼哭不安,情绪烦躁,身腹俱热,大便不调,小便短赤。

一 疾病概述

1. 小儿口疮的主要病因

(1)由于外感风热之邪,由口鼻而入,内蕴脾胃,熏烁口舌,导致小儿口舌生疮,红肿热痛,常伴有发热。

(2)小儿素有内热,体内积热导致孩子心火上炎,小儿如果脾胃、心经积热,就可出现舌边、舌尖生疮,哭闹烦躁,中医讲人体心火过于亢盛,阴阳不能达到平衡,出现阳亢阴弱。而喂养不当,恣食辛辣肥甘食物,可以造成火热上炎而生口疮。所以,孩子出现舌生溃疡,心烦不安,口臭便秘,小便黄赤等症状。其特点是情绪烦躁不安,孩子哭声响亮,面赤唇红,大便干结,小便颜色发黄等。

(3)由于小儿素体娇弱,耗损阴津,水不制火,虚火上炎,也可以出现口疮。此类型口疮表现为孩子口疮无肿疼,周期性发作,迁延不愈,伴有精神疲倦、盗汗、舌质嫩红等表现。

2. 小儿口疮的临床表现

(1)感受风热之邪。孩子往往表现为发热,咽喉肿痛,啼哭不止,拒食拒水,烦躁不安,手足心热,大便秘结,小便黄赤,舌红苔黄,脉浮数,指纹浮紫。

(2)素体积热型。表现为孩子口舌生溃疡,心烦不安,口臭便秘,小便黄赤。其特点是情绪烦躁不安,孩子哭声响亮,面赤唇红,大便干结,小便颜色发黄,舌尖红,苔薄黄或厚腻,脉滑,指纹紫滞。

(3)素体阴虚型。表现为小儿口疮无红肿,疼痛不甚,时起时作,周期性发作,迁延不愈,伴有精神疲倦,盗汗,舌质嫩红,苔少或花剥,脉细数,指纹淡紫。

二 治疗

【治疗原则】 清心泻热,滋阴降火。

◎ 基本手法

基本手法:运用冯氏捏积手法。操作者在捏拿患儿脊背第5遍开始,重提患儿督脉两旁膀胱经的脏腑腧穴,用双手的拇指与食指合作分别在脾俞、心俞、胃俞、肾俞上重提,目的是通过这个手法,加强对小儿背部脏腑腧穴的刺激,用以调整小儿阴阳及脏腑功能,运脾和中,清心之热,起到清热解毒、泻心脾实热、滋阴降火、引火归元的作用。

重提脾俞

重提心俞

重提胃俞　重提肾俞

◎ 辨证推拿

配合按摩手法：在冯氏捏积手法的基础上，根据不同证型可分别选择分阴阳、补脾经、运内八卦、揉板门、清肝经、清肺经、揉小天心、清心经。

感受风热之邪　选择分阴阳 30~50 次、揉板门 300 次、清肺经 100~200 次、清心经 100 次。

分阴阳　揉板门

清肺经　清心经

素体积热型 选择分阴阳 30~50 次、揉板门 300 次、补脾经 100 次、运内八卦 100 次、清心经 100 次、清肝经 100 次。

分阴阳　　　　揉板门

补脾经　　　　运内八卦

清心经　　　　清肝经

素体阴虚,虚火上炎型 选择补脾经 100 次、运内八卦 100 次、揉小天心 30~50 次、清心经 100 次、清肝经 100 次。

补脾经

运内八卦　　　　揉小天心

清心经　　　　清肝经

手法解析

　　冯氏捏积疗法,可刺激背部膀胱经腧穴及脊柱两侧夹脊穴,其中对脾俞、心俞、肝俞及肾俞的刺激可健脾益肾、清心舒肝。脾胃健运,则胃热清,食滞消,烦急除,口疮痊愈。此外,清心火,补肾水,可以水火共济,阴阳调和,滋阴降火,治疗因虚火引起的口疮。配合所选取的小儿推拿手法,分阴阳、清肺经、清肝经、揉板门,既可以发散外感风热,又可以清利心肝之内热,治疗实证引起的小儿口疮。补脾经、运内八卦、揉小天心、清心经、清肝经,清利心脾积热,治疗小儿口疮伴夜寐不安、心烦急躁。

专家提示

（1）运用冯氏捏积手法治疗小儿口疮，要在中医辨证的基础上进行治疗，实证泻之，虚证补之，治疗才可以得效。

（2）小儿生口疮时，如正患有某些急性感染性疾病，应积极治疗急性感染性疾病，不宜同时进行捏积治疗，可以等体温正常后再进行捏积治疗。

（3）口疮的小儿在养护上，注意保持口腔卫生，进食后经常漱口。特别是患急性热病的小儿，注意口腔护理。

（4）饮食上宜清淡，多食新鲜水果、蔬菜，禁忌辛辣、油炸食品，晚餐不要过饱，防止小儿积食生热。

（5）反复口疮的孩子注意补充多种维生素，增强体质。

◎ 中医调理膳食

桑菊薄荷茶

桑叶3克、菊花5克、薄荷2克。洗净加开水泡饮，可加少量白糖饮用。有清热润肺的功效。适合外感风热引起口疮的孩子服用。

糖渍西瓜肉

将西瓜肉去子、切成条、曝晒至半干，加白糖搅匀腌渍，再曝晒至干，再加白糖少许即可食用。适用于素体积热型口疮。

竹芯茶

灯芯草2克、淡竹叶3片。煎汤取汁，代茶饮喂。有清心安神的功效。适于心火旺盛引起的小儿口疮。

芦根石斛茶

鲜芦根10克、鲜石斛3克。煎汤取汁，代茶饮。有养阴益气生津的功效。适于阴虚火旺引起的小儿口疮。

内金萝卜茶

鸡内金3克、白萝卜10克，洗净煮汁饮用。适合内有积热引起口疮的孩子服用。

冰糖银耳羹

银耳10～12克、冰糖适量。银耳加冷开水浸1小时左右，待银耳发涨后再加冷开水及冰糖适量，放蒸锅内蒸熟，一顿或分顿食用，每日1次。适用于虚火上炎型口疮。

小儿流涎又称"滞颐",俗称流口水。1岁以内的小儿,口腔容积较小,不会调节口水,流涎是正常的。但1岁以上的小儿除了长牙、食物刺激,平时流涎过多,就属于病态了。小儿流涎通常为"脾胃虚寒"和"饮食停滞"引起,如果流涎日久不消,就会耗伤孩子津液和正气,一般"饮食停滞"偏于实证,"脾胃虚寒"偏于虚证。

一 疾病概述

1. 小儿流涎的主要病因

中医认为由于儿童处于生长发育的过程中,中医所讲的人体心、肝、脾、肺、肾五脏中,小儿脾、肺、肾三脏都是不足的。流涎是由于孩子脾胃功能较弱,饮食失节,造成孩子脾胃失调而引起的。正是由于小儿脾胃功能发育不完善,消化吸收的功能要比成人弱,一旦喂养过量就容易出现食积的情况,也可导致孩子流涎。

（1）喂养不当,或是添加辅食不当造成。我们知道小儿不同于成人,孩子的脾胃正处于发育阶段,即消化吸收功能比较弱,在喂养上要特别小心仔细,一定要科学喂养。讲究适时、适量、适度。过早、过量地添加辅食,久而久之,孩子的脾胃消化系统负担过重,消化功能受到损伤,就产生了食积。此类孩子表现特点为口水黏腻。

（2）素体脾虚是因小儿原本就脏腑娇嫩,脾常不足,加之小儿乳食不能自我调节,喂养不当或生病后影响了小儿正常的消化能力,造成脾胃受损,久而久之导致脾胃虚损。

2. 小儿流涎的临床表现

（1）喂养过量,食积化热型。此类孩子表现为口水黏腻,不思乳食,口气酸腐,肚子胀气,大便干燥,哭闹不安,舌红,苔厚腻,脉滑,指纹紫滞。

（2）病后脾胃虚寒型。表现为口水清稀量多,面色苍白无光泽,口唇色淡,不思饮食,手足不温,大便稀软不成形,舌质淡,苔白,脉沉缓,指纹淡。

3. 小儿流涎的生活调养

（1）小儿饮食要科学喂养,讲究适时、适量、适度,合理喂养。

（2）饮食宜清淡,不吃冷饮、不喝饮料。

二 治疗

【治疗原则】健脾益气，消导化湿。

◎ 基本手法

运用冯氏捏积手法。操作者在捏拿患儿脊背第5遍开始，重提患儿督脉两旁膀胱经的脏腑腧穴，用双手的拇指与食指合作分别将脏腑腧穴处的皮肤，用较强的力量在捏拿的基础上，向后上方用力提拉一下。治疗小儿流涎时选胃俞、脾俞、大肠俞、三焦俞重提，目的是通过这个手法，加强对背部脏腑腧穴的刺激，用以调整小儿脏腑的功能，起到补益脾胃、消食化积、化湿导滞的作用。

重提胃俞　　　　　　　　　重提脾俞

重提大肠俞

重提三焦俞

◎ 辨证推拿

配合按摩手法：在冯氏捏积手法的基础上，根据不同证型可分别选择补脾经、清胃经、运内八卦、揉板门、清大肠、退六腑、揉天枢、推上三关。

喂养过量，食积化热型　选择补脾经100次、揉板门300次、清胃经100次、清大肠100次、退六腑100次。

补脾经

揉板门

清胃经

清大肠

退六腑

病后脾胃虚寒型 选择补脾经 100 次、运内八卦 100 次、揉板门 300 次、揉天枢 100 次、推上三关 30~50 次。

补脾经

运内八卦

揉板门

揉天枢

推上三关

冯氏捏积疗法,可刺激背部膀胱经腧穴及脊柱两侧夹脊穴,其中对脾俞、胃俞、大肠俞及三焦俞的刺激可健脾益气、清胃消导。脾胃健运,则胃热自清,食积消除,流涎痊愈。此外,配合所选取的小儿推拿手法,补脾经、揉板门、清胃经、清大肠、退六腑,既可以清利胃热、大肠热,又可以清利三焦之热,治疗实证引起的小儿流涎。补脾经、运内八卦、揉板门、揉天枢、推上三关,健脾温中,补虚散寒,治疗小儿虚寒引起的流涎。

专家提示

（1）治疗小儿流涎宜在早晨空腹时捏积,中医认为早晨是人体脾胃生发的时机,此时进行捏积治疗可以促进小儿的脾胃运化功能,增强健脾益气、消食化湿的作用。

（2）小儿从小要培养良好的卫生习惯和生活习惯,纠正小儿吸吮手指的不良习惯。

◎ 中医调理膳食

橘皮山楂汁

橘皮 10 克、山楂 20 克,洗净加水煎,去渣取汁,加少量白糖饮用。适合食积过量流涎的孩子服用。

白术糖

生白术 30~60 克、绵白糖 50~100克。先将生白术晒干后,研为细粉,过筛;再把白术粉同绵白糖和匀,加水适量,调拌成糊状,放入碗内,隔水蒸或置饭锅上蒸熟即可。每日服 10~15 克,分 2~3 次,温热时嚼服,连服 7~10 天。健脾摄涎,适用于小儿流涎。

砂仁陈皮莲子粥

砂仁 3 克、陈皮 6 克、莲子 10 克、大米 30 克,洗净加水煮,煮熟加少量白糖饮用。适合病后脾胃虚弱引起流涎的孩子服用。

姜糖神曲茶

生姜 2 片、神曲半块、食糖适量。将生姜、神曲、食糖同放罐内,加水煮沸即成。代茶饮,每日 2～3 次。健脾温中,止涎,适用于小儿流涎。

小儿夜啼常发生在年龄较小的小婴儿时期,孩子白天如常,入夜睡眠时啼哭不安,甚则通宵达旦地哭闹,老百姓俗称"夜哭郎"。临床表现为夜间啼哭不安,情绪烦躁,身腹俱热,腹喜摩按,大便不调,小便短赤,舌尖红,苔薄黄,指纹红紫。这不包括由于伤乳、发热及其他疾病因素引起的小儿啼哭。

一 疾病概述

1. 小儿夜啼的主要病因

(1)由于怀孕的母亲素体虚寒,或是在怀孕期间恣食、嗜食生冷,导致小儿先天禀赋不足,脾寒内生,而常出现夜啼。

(2)小儿素体内热,体内积热导致孩子心火盛,若怀孕母亲平素就嗜食辛辣、油腻食物,也可以蕴热遗于孩子,小儿如果心经积热,心神不宁就可出现夜啼不止。中医讲人体心火过于亢盛,阴阳不能达到平衡,出现了阴不制阳,而夜间属阴,所以孩子出现夜间不寐,啼哭不止。

(3)由于小儿娇嫩,神气怯弱,神经系统发育尚未完善,中医认为心藏神主惊,如果突然受到惊吓或遇到异常之物,惊则伤神,恐则伤志,导致小儿心神不宁、睡眠不安、孩子惊恐害怕而啼哭。

2. 小儿夜啼的临床表现

(1)脾寒气虚证。孩子往往表现为啼哭不止,时哭时止,睡觉时蜷卧,手足发凉,吃奶无力,面色青白,口唇颜色淡白,舌淡苔薄白,脉细,指纹淡红。

(2)心经积热证。孩子夜啼的特点是情绪烦躁不安,哭声响亮,面赤唇红,大便干结,小便颜色发黄,舌尖红,苔薄黄,脉滑,指纹色紫。

(3)惊恐伤神证。孩子突出表现为夜间突然啼哭,哭声尖锐,时急时缓,神情惧怕,惊恐不安,紧紧依偎在大人怀中,舌苔薄白,脉数,指纹色紫。

3. 小儿夜啼的生活调养

在养护上,患夜啼的小儿应注意保持正常的作息时间,晚间不要让孩子玩得太兴奋,让孩子安静入睡。饮食上清淡饮食,合理喂养。中医讲"胃不和则卧不安",做到"乳贵有时,食贵有节",晚餐不要过饱,防止小儿积食。

二 治疗

【治疗原则】调理脏腑,清心安神定惊。

◎ 基本手法

运用冯氏捏积手法。操作者在捏拿患儿脊背第 5 遍开始,重提患儿督脉两旁的脏腑腧穴,用双手的拇指与食指合作分别在脾俞、心俞、肝俞上重提,目的是通过这个手法,加强对小儿背部脏腑腧穴的刺激,用以调整小儿脏腑的功能,健脾和中,清心肝之热,起到宁心安神定惊的作用。

重提脾俞

重提心俞

重提肝俞

◎ 辨证推拿

配合按摩手法:在冯氏捏积手法的基础上,根据不同证型可分别选择分阴阳、补脾经、运内八卦、推四横纹、清肝经、摩腹、揉神阙、揉天枢、揉小天心、清心经。

脾寒气虚证　选择分阴阳 30~50 次、补脾经 100 次、运内八卦 100 次、揉天枢 100 次、推四横纹 50~100 次、摩腹 200 次。

分阴阳

补脾经

运内八卦

揉天枢

推四横纹

摩腹

心经积热证　选择分阴阳 30~50 次、揉板门 300 次、补脾经 100 次、清心经 100 次。

分阴阳

揉板门

补脾经

清心经

惊恐伤神证　选择清肝经 100 次、补脾经 100 次、运内八卦 100 次、揉中脘 100 次、摩腹 200 次。

清肝经

补脾经

运内八卦

揉中脘　　　摩腹

手法解析

　　冯氏捏积疗法,可刺激背部膀胱经腧穴及脊柱两侧夹脊穴,其中对脾俞、心俞、肝俞及肾俞的刺激可健脾益气,清心舒肝,脾胃气机运转,则纳增神安,气滞则夜啼烦急。所选取的小儿推拿手法,补脾经、清心经、清肝经、揉板门、推四横纹、运内八卦,可健脾胃,促运纳,清心安神,以调畅气机,平衡阴阳,气机调畅则肝气亦舒,烦急不安症状可减;摩腹可补脾健胃,调和消导,故可改善夜啼症状。

专家提示

　　(1)运用冯氏捏积手法治疗小儿夜啼,宜在晚间捏积,中医认为此时进行捏积治疗可以起到宁心安神的功效。

　　(2)夜啼小儿如同时患有某些急性感染性疾病,也不宜同时进行捏积治疗,可以等疾病痊愈后再进行捏积治疗。

◎ 中医调理膳食

消积茶

　　山楂5克、麦芽5克。洗净加水煎,去渣取汁加少量白糖饮用。有消食化滞、行气消胀的功效。适合脾虚食积所致夜啼的孩子服用。

百合莲子茶

　　百合20克、莲子20克,洗净煮汁饮用。适合受到惊吓所致夜啼的孩子服用。

竹芯茶

　　灯芯草2克、淡竹叶3片。煎汤取汁,代茶喂饮。有清心安神的功效。适于因心火旺盛引起的小儿夜啼。

小儿磨牙通常是指上下牙齿互相摩擦,咯咯作响,也称"咬牙"。常常发生在夜间睡眠中,是由于孩子脾胃薄弱,饮食不规律、饮食过量,或情志不畅,脾虚肝热造成的。

一 疾病概述

1. 小儿磨牙的主要病因

中医认为小儿脾胃发育不完善,消化吸收的功能较弱,因此,一旦喂养不当,就容易出现脾胃方面的情况,加上孩子饥饱不知自调,就容易脾胃积滞生热导致磨牙。

（1）孩子如果喂养饮食过量,进食太饱,加重了孩子的胃肠道负担,影响孩子消化的功能,造成胃肠积热,表现为睡中磨牙。

（2）孩子平素脾胃虚弱,先天脾胃运化不足,而肝常有余,脾虚肝旺,出现小儿磨牙。

2. 小儿磨牙的临床表现

（1）饮食过量,胃肠积热型。表现为牙齿咯咯作响,脘腹部胀满,伴有不思饮食,口渴喜饮,或口气酸腐,大便有不消化的酸腐气味,烦躁不安,手心发热,舌质红,舌苔厚腻,脉沉滑,指纹紫滞。

（2）脾虚肝旺型。表现为夜间磨牙时作时止,遇紧张、情绪激动时加重,平素烦急易怒,厌食,舌质淡,苔白,脉细弦,指纹红。

3. 小儿磨牙的生活调养

（1）治疗期间禁食冷饮、煎炸、黏腻不容易消化的食物。

（2）合理喂养,适量适度,粗细粮、荤素菜搭配,防止孩子营养不良,还要教育孩子不偏食、不挑食,晚餐不要过饱,以免引起胃肠不适。

（3）注意保持小儿良好心态,调节小儿紧张情绪,应当给孩子创造一个舒适、和谐、欢乐的环境,消除小儿紧张、激动不安、焦虑的情绪。

二 治疗

【治疗原则】 总原则是消食导滞,健脾柔肝。根据不同的证型分别采用消导食滞、健脾疏肝等治疗方法。

◎ 基本手法

运用冯氏捏积手法。操作者在捏拿患儿脊背第5遍开始,重提患儿督脉两旁的膀胱经脏腑腧穴,用双手的拇指与食指合作分别将脏腑腧穴处的皮肤,用较重的力量在捏拿的基础上,向后上方用力提拉。治疗小儿磨牙时选脾俞、胃俞、肝俞、三焦俞重提,目的是通过这个手法,加强对背部脏腑腧穴的刺激,用以调整小儿脏腑的功能,使之起到健脾和胃、柔肝理气、消食导滞的作用。

重提脾俞

重提胃俞

重提肝俞

重提三焦俞

◎ 辨证推拿

配合按摩手法： 在冯氏捏积手法的基础上，根据不同证型可分别选择补脾经、运内八卦、推四横纹、清肝经、清大肠、揉板门、揉天枢、揉中脘、退六腑。

饮食过量，胃肠积热型 选择清大肠 100 次、揉板门 300 次、推四横纹 50~100 次、揉天枢 100 次、揉中脘 100 次、补脾经 100 次、退六腑 100 次。

清大肠

揉板门

推四横纹

揉天枢

揉中脘

补脾经

退六腑

脾虚肝旺型 选择补脾经 100 次、清肝经 100 次、运内八卦 100 次、推四横纹 50~100 次、揉天枢 100 次、揉中脘 100 次、揉板门 300 次。

补脾经

清肝经

运内八卦

推四横纹　　�揉天枢

揉中脘　　揉板门

冯氏捏积疗法,可刺激背部膀胱经腧穴及脊柱两侧夹脊穴,其中对脾俞、胃俞、肝俞及三焦俞的刺激可健脾助运,疏肝清胃。脾之健运,中焦运化正常,则食滞食积消除,胃和夜寐安。此外,配合所选取的小儿推拿手法补脾经、清肝经可以健脾柔肝,清肝之热,治疗因脾虚肝热引起的小儿流涎;运内八卦、推四横纹健脾消食导滞;揉天枢、揉中脘、揉板门、退六腑既可以作用于脘腹部,又可以清利胃、大肠、三焦之热,治疗胃热实证引起的小儿流涎。

专家提示

（1）治疗小儿磨牙宜在早晨空腹时、晚间睡眠前各捏积一次,中医认为早晨是人体阳气生发的时机,此时进行捏积治疗可以促进、增强小儿脾胃运化功能,晚间捏积治疗可以起到安神助眠、消食导滞的作用。

（2）有些孩子牙齿排列不齐,咬合紊乱,容易出现磨牙。应请口腔科医生进行治疗。

小儿烦急是指小儿情绪容易激动,平时烦躁不安,稍不顺心就大哭大闹,或经常毫无原因地发脾气、哭闹。俗称"脾气大"。

一 疾病概述

1. 小儿烦急的主要病因

小儿烦急症患儿情绪容易激动,平时烦躁不安,经常毫无原因地发脾气、哭闹。这类孩子有些是平时就是急脾气,加之家长比较溺爱,稍不顺心就发脾气。还有的孩子因生病后积热未清,而出现脾气烦急,易哭易怒。总之,小儿烦急发生的原因以病后失调、小儿素体脾虚最为常见。

(1)病后失调。小儿罹患呼吸系统、消化系统疾病后,病后体虚,阴阳平衡失调,造成小儿脾胃受损,心经积热,肝气蕴结,表现为病后烦急不安,脾气大增。

(2)由于小儿素体脾虚,导致小儿脾虚肝热,肝火上炎,心神不宁,睡眠不安,出现烦急。

2. 小儿烦急的临床表现

(1)病后烦急不安型。表现为病后烦急,稍不顺心就易哭易闹,或毫无原因地发脾气,睡眠不安,食欲不振,大便干燥,舌尖红,苔薄黄,脉滑,指纹色紫。

(2)脾虚肝旺型。表现为孩子惊恐不安,脾气烦急,夜间啼哭,不思饮食,小便黄,大便干结,舌质红,苔薄黄,脉细弦,指纹色紫。

3. 小儿烦急的生活调养

(1)病后注意合理喂养,适量适度,不要忙于进补。

(2)要注意培养孩子良好的情绪管理能力,不要过分溺爱孩子。

二 治疗

【治疗原则】 总原则是健脾柔肝。根据不同的证型可以分别采用健脾益气、清心除烦等治疗方法。

◎ 基本手法

运用冯氏捏积手法。操作者在捏拿患儿脊背第 5 遍开始，重提患儿督脉两旁膀胱经的脏腑腧穴，用双手的拇指与食指合作分别将脏腑腧穴处的皮肤，用较重的力量在捏拿的基础上，向后上方用力牵拉。治疗小儿烦急时选脾俞、心俞、肝俞、大肠俞重提，目的是通过这个手法，加强对背部脏腑腧穴的刺激，用以调整小儿脏腑阴阳平衡，使之起到健脾柔肝、宁心除烦的作用。

重提脾俞　　　　　　　　　　重提心俞

重提肝俞

重提大肠俞

◎ 辨证推拿

配合按摩手法: 在冯氏捏积手法的基础上,根据不同证型可分别选择补脾经、运内八卦、退六腑、清大肠、清肝经、清心经、揉足三里。

病后烦急不安型 选择补脾经 100次、清大肠 100 次、清心经 100 次、退六腑 100 次、揉足三里 50 次。

补脾经

清大肠

清心经

退六腑

揉足三里

脾虚肝旺型 选择补脾经 100 次、运内八卦 100 次、退六腑 100 次、清大肠 100 次、清肝经 100 次、揉足三里 50 次。

补脾经

运内八卦

退六腑

清大肠

清肝经

揉足三里

手法解析

　　冯氏捏积疗法,可刺激背部膀胱经腧穴及脊柱两侧夹脊穴,其中对脾俞、心俞、肝俞及大肠俞的刺激可健脾疏肝,清心除烦。脾胃运化正常,则食滞食积消除,胃热可祛。此外,配合所选取的小儿推拿手法补脾经、运内八卦、清肝经可以健脾柔肝,清肝经之郁热,治疗因脾虚肝亢引起的小儿烦急不安症;清大肠、清心经、退六腑、揉足三里清病后余邪未尽,平衡阴阳,帮助小儿机体恢复,治疗小儿因患病后引起的小儿烦急症。

专家提示

　　(1)治疗病后小儿烦急时,捏积手法在运用时应该注意手法需轻柔和缓,以恢复小儿正常的脾胃功能,平衡阴阳,清心安神。
　　(2)禁食芸豆、螃蟹。禁食冷饮、煎炸、寒凉食品。

◎ 中医调理膳食

荷叶竹叶绿豆粥

　　荷叶10克、竹叶2克、绿豆10克、大米30克,将大米、绿豆洗净加水煮,待大米开花后加入荷叶、竹叶,即可食用。适合于病后烦急的孩子食用。

神粬山楂陈皮粥

　　神粬10克、山楂10克、陈皮10克、大米30克。神粬捣碎,山楂、陈皮、大米洗净,加水适量煮熟食用。适合于脾虚肝旺引起烦急的孩子服用。

小儿尿频是以小便次数增多为主的病症,最常见的是由尿路感染及尿频综合征引起。尿路感染是由于外感或内蕴湿热邪毒所致;尿路综合征是由脾肾气虚膀胱失约引起。小儿尿频症多发于学龄前及婴幼儿,女孩子多见,治疗不彻底容易反复发作,影响孩子的健康。

一 疾病概述

1. 小儿尿频的主要病因

(1)脾肾不足。先天因素是由于小儿脾肾不足,水液运化不利,肾气不足则气化不行,膀胱约束尿液不利而出现尿频。

(2)湿热内蕴。小儿脾虚运化功能薄弱,若喂养不当,积食内蕴,化为湿热;或孩子外感湿热及外阴受到粪便污染,致使湿热蕴结,亦可引起小儿尿频。

2. 小儿尿频的临床表现

(1)脾肾不足型。表现为小便次数增多,无尿急、尿痛,面色萎黄,口唇色淡,疲乏无力,食欲不振,手足发凉,舌质淡,苔薄白,脉细弱,指纹淡。

(2)湿热内蕴型。表现为小便频数,尿急、尿痛,小便黄赤,啼哭烦躁,舌质红,苔腻,脉数有力,指纹紫滞。

3. 小儿尿频的生活调养

(1)注意孩子清洁卫生,不穿开裆裤、紧身裤,保持外阴部清洁干燥。

(2)鼓励小儿养成良好的排尿习惯,加强体育锻炼。

(3)小儿尿频还有因泌尿道畸形、结石、肿瘤等引起的,应做好相关检查,排除其他疾病。

(4)要注意区分是否是饮食性的多尿,如果尿频同时每次尿量多,而没有其他表现的话,要注意是否喝水太多了。

(5)尿频有时也与孩子希望引起父母注意有关。家长要及时发现这种情况,多关注孩子,改掉这种不良习惯,否则,就有可能落下习惯性精神性尿频的毛病。

二 治疗

【治疗原则】健脾益气,补肾固摄,清热利湿。

◎ 基本手法

运用冯氏捏积手法。在捏拿患儿脊背第 5 遍开始,操作者在患儿督脉两旁的膀胱经脏腑腧穴处,用双手的拇指与食指合作分别在脾俞、心俞、三焦俞、肾俞重提,在用较重的力量捏拿的基础上,向后上方用力提拉。此外,在肾俞穴位上揉按手法要适当加重。治疗小儿尿频时选择脾俞、心俞、三焦俞、肾俞重提,以及肾俞穴位重揉按,目的是通过此手法,加强对背部脏腑腧穴的刺激,用以调整小儿阴阳气血,起到补脾制水、补肾固元、清热利湿、调摄水道的作用。

重提脾俞

重提心俞

重提三焦俞

重提肾俞　　　　　　　　　揉按肾俞

◎ 辨证推拿

配合按摩手法： 在冯氏捏积手法的基础上，根据不同证型可分别选择补脾经、补肾经、运内八卦、揉板门、上推七节骨、下推七节骨、清心经、退六腑、揉小天心、揉足三里。

脾肾不足型　选择补脾经 100 次、补肾经 30 次、运内八卦 100 次、揉板门 300 次、上推七节骨 50~100 次、揉足三里 50 次。

补脾经　　　　　　　　　　　补肾经

运内八卦　　　　　　　　　　揉板门

上推七节骨   揉足三里

湿热内蕴型   选择清心经 100 次、退六腑 100 次、下推七节骨 50~100 次、揉小天心 30~50 次。

清心经   退六腑

下推七节骨   揉小天心

冯氏捏积疗法,可刺激背部膀胱经腧穴及脊柱两侧夹脊穴,其中对脾俞、心俞、三焦俞、肾俞的刺激可起到健脾益气、补肾固本、清热利尿的作用。小儿尿频主要原因或是肾虚失控,或是湿热下注下焦,膀胱水液失调,小便频数,淋漓不尽。小儿肾气不足,下焦水液气化失常,则出现尿频。运用冯氏捏积疗法健脾补肾,益气固元,振奋肾阳以制水。此外,配合所选取的小儿推拿手法补脾经、补肾经、运内八卦、揉板门,脾肾同治,治水之上下源;揉足三里、上推七节骨,重点温补肾元,振奋肾阳,固摄水源。选择清心经、退六腑、下推七节骨、揉小天心,清心泻热,利湿化浊,治疗湿热内蕴引起的尿频。

专家提示

由于治疗小儿尿频需要的时间较长,采用冯氏捏积疗法治疗,疗程为 1 个月,每周治疗 6 天,连续治疗 4 周。

◎ 中医调理膳食

白果山药枸杞粥

白果 3 克、山药 10 克、枸杞子 5 克、大米 30 克,将白果、山药、枸杞洗净加水煮,开锅 30 分钟后加入大米,加水熬煮成粥后即可食用。适合于脾肾不足型尿频的小儿食用。

鲜芦茅根玉米须茶

鲜芦根 20 克、鲜茅根 20 克、玉米须 5 克,洗净加水煮后,代茶饮。适合于湿热内蕴型尿频的小儿服用。

小儿遗尿是指 3 岁以上的小儿在睡中小便自遗,轻者数日 1 次,重者一夜数次的病症。本病男孩多于女孩,病程较长,容易反复发作,影响孩子的身心发育。小儿遗尿主要是小儿肺脾肾不足、心肾失调、肝经湿热及排尿习惯不良造成的。

一 疾病概述

1. 小儿遗尿的主要病因

(1)先天肾气不足。小儿先天禀赋不足,体质柔弱,或父母高龄体弱多病,或孕母在妊娠时罹患各种疾病;或因孩子早产、双胎,肾气虚弱,肾阳不足,不能温煦膀胱,膀胱失职,不能制约尿液,发为遗尿病。

(2)脾肺气虚。中医认为脾、肺、肾三脏共同完成水液的正常代谢,若脾肺气虚,脾虚不能运化水湿,肺虚不能治节及通调水道,而造成遗尿。

(3)心肾失交。孩子心火亢盛,加之肾水不足,心肾失交则小便自遗。

(4)肝经湿热。肝经有湿热,下注膀胱,膀胱不能约束小便,则发生小儿遗尿。

2. 小儿遗尿的临床表现

(1)先天肾气不足型。表现为夜间遗尿,一夜数次,小便清长,面色不华,疲乏无力,盗汗,舌质淡,苔薄白,脉细无力,指纹淡。

(2)肺脾气虚型。表现为白天尿频量多,夜间遗尿,食欲不振,活动后汗出,容易感冒,舌质淡,苔薄白,脉弱无力,指纹淡。

(3)心肾失交型。表现为睡眠不安,睡中遗尿,烦躁,形体消瘦,汗出不温,舌质红,苔剥,脉沉细数,指纹紫。

(4)肝经湿热型。表现为睡眠中遗尿,口渴烦躁,小便色黄,舌质红,苔黄腻,脉滑数,指纹紫。

3. 小儿遗尿的生活调养

(1)合理养护,适度参加户外活动和体育锻炼,增强孩子的体质。

(2)纠正小儿不良生活习惯,注意培养睡前排尿、定时叫醒排尿的生活习惯。

二 治疗

【治疗原则】健脾益肺,补肾固元,固涩膀胱。

◎ 基本手法

运用冯氏捏积手法。在冯氏捏积疗法的提法的运用中需注意:术者从捏拿患儿脊背第 5 遍开始,重提患儿督脉两旁膀胱经的脏腑腧穴,用双手的拇指与食指合作分别在心俞、脾俞、肺俞、肝俞、肾俞重提,用较重的力量在捏拿的基础上,向后上方用力提拉一下。 治疗小儿遗尿时选择心俞、脾俞、肺俞、肝俞、肾俞重提,目的是通过这个手法,加强对背部脏腑腧穴的刺激,用以调整小儿脏腑的功能,起到健脾益肺、补肾固本、固涩膀胱的作用。同时运用冯氏捏积疗法,在膀胱经的肾俞穴上,施以点揉手法,对肾俞穴位的刺激可补肾固涩,肾气足则元气充实,制约尿液的能力增强。

重提心俞

重提脾俞

重提肺俞

重提肝俞

重提肾俞

◎ 辨证推拿

配合按摩手法：在冯氏捏积手法的基础上，根据不同证型可分别选择补脾经、补肾经、揉外劳宫、上推七节骨、点揉肺俞、揉足三里、揉龟尾、清心经、清肝经、揉百会。

先天肾气不足型　选择补肾经 30 次、补脾经 100 次、揉外劳宫 3 分钟、点揉肺俞 1 分钟、揉龟尾 30 次、揉足三里 50 次、上推七节骨 50~100 次。

补肾经

补脾经

揉外劳宫

点揉肺俞

揉龟尾

揉足三里

上推七节骨

肺脾气虚型 选择补脾经 100 次、点揉肺俞 1 分钟、推四横纹 50~100 次、点揉内外劳宫 3 分钟。

补脾经

点揉肺俞

推四横纹

点揉内外劳宫

心肾失交型 选择补肾经30次、补脾经100次、揉外劳宫3分钟、清心经100次、揉百会30次、上推七节骨50~100次。

补肾经

补脾经

揉外劳宫

清心经

揉百会

上推七节骨

肝经湿热型 选择清肝经 100 次、揉百会 30 次、清心经 100 次、补肾经 30 次、揉龟尾 30 次。

清肝经

揉百会

清心经

补肾经

揉龟尾

手法解析

冯氏捏积疗法，可刺激背部膀胱经腧穴及脊柱两侧夹脊穴，其中对心俞、脾俞、肺俞、肝俞及肾俞的刺激可起到健脾益肺、补肾固本、固涩膀胱的作用。小儿遗尿主要原因是肾脾两虚，膀胱失约，小儿脾肾不足，中焦运化失常，下焦水液气化失常，则出现遗尿。运用冯氏捏积疗法健脾补肾，益气固元，增强气化和制水功能。此外，配合所选取的小儿推拿手法补脾经、点揉肺俞、推四横纹、点揉内外劳宫，主治脾肺气虚的小儿遗尿；补肾经、补脾经、揉外劳宫、揉龟尾、揉足三里、上推七节骨，重点培补肾元，振奋督脉，固摄膀胱。揉百会醒神开窍，促进小儿排尿控制力。

> **专家提示**
>
> （1）治疗小儿遗尿采用冯氏捏积疗法宜早晚各治疗1次。加强健脾补肾归元的作用。
>
> （2）进行心理调护，不责罚、不羞辱，消除孩子的恐惧、羞愧情绪。

◎ 中医调理膳食

山药百合黄精肉末粥

山药20克、百合20克、黄精10克、瘦肉末20克、大米30克，将山药、百合、黄精洗净加水煮，开锅30分钟后加入大米、瘦肉末，加水熬煮成粥即可食用。适合于先天肾气不足型遗尿小儿食用。

银耳木瓜百合羹

银耳10克、百合10克、木瓜20克。银耳、百合、木瓜洗净加水500克，煎煮30分钟后，加淀粉勾芡，加少量白糖食用。适合于肺脾气虚型遗尿小儿食用。

银耳蒸鹌鹑蛋

银耳10克、鹌鹑蛋10个，银耳泡发、鹌鹑蛋洗干净放入碗中，加水适量后，上锅蒸30分钟后，加少许盐，食用，每天1次，每次3个鹌鹑蛋。适合于心肾失交型遗尿小儿食用。

小儿汗证

汗证是指小儿在正常环境中,安静状态下,全身或局部出汗过多,甚则大汗淋漓的一种病症。汗证常见于5岁以内的孩子。小儿汗证的发生,多由体虚所致,有自汗、盗汗之分。睡中出汗,醒时汗止为盗汗;不分昼夜,无故汗出者为自汗。

一 疾病概述

1. 小儿汗证的主要病因

中医认为小儿汗证发生的原因多为肺卫不固、营卫失和、气阴亏虚、湿热内蕴。

(1)小儿脏腑娇嫩,元气未充,腠理不密,故容易汗出,若肺气虚弱,表虚不固,肺卫不固就可出现自汗或盗汗。

(2)小儿营卫之气生成不足,或受疾病影响,或病后护理不当,造成营卫不和,致营气不能内守,卫气不能卫外,则津液从皮毛外泄,发为汗证。

(3)中医认为气属阳,血属阴。小儿大病久病之后,多气血亏损,或是先天不足、后天失养的体弱小儿,表现为气阴虚亏,出现汗证。

(4)小儿脾常不足,若平素饮食肥甘厚腻,肥甘厚腻积滞能助湿生热,湿热内蕴,若湿热外泄肌表,则导致汗出。

2. 小儿汗证的临床表现

(1)肺卫不固型。表现为以白天活动出汗为主,平时疲乏无力,容易感冒,舌质淡,苔薄白,脉细弱,指纹淡红。

(2)营卫失和型。表现为以白天活动出汗为主,汗出身凉,恶风恶寒,舌质淡红,苔薄白,脉缓,指纹淡。

(3)气阴亏虚型。表现为以夜晚出汗为主,形体消瘦,心情烦躁,睡眠欠安,手足心热,舌质红,苔薄少或剥苔,脉细弱,指纹淡红。

(4)湿热内蕴型。表现为汗出过多,甚则大汗淋漓,汗出身热,口臭便秘,舌质红,苔黄腻,脉滑数,指纹紫滞。

二 治疗

【治疗原则】 益气固表，调和营卫。

◎ 基本手法

　　运用冯氏捏积手法。操作者从捏拿患儿脊背第 5 遍开始，重提患儿督脉两旁膀胱经的脏腑腧穴，用双手的拇指与食指合作分别在肺俞、脾俞、肾俞、厥阴俞重提，用较重的力量在捏拿的基础上，向后上方用力提拉。治疗小儿汗证时选择肺俞、脾俞、肾俞、厥阴俞重提，目的是通过这个手法，加强对背部脏腑腧穴的刺激，用以调整小儿脏腑的功能，起到调和营卫、运脾补肾、益气固表、止汗敛汗的作用。

肾俞　脾俞　　厥阴俞　肺俞

重提肺俞　　　　　　重提脾俞

重提肾俞

重提厥阴俞

◎ 辨证推拿

配合按摩手法:在冯氏捏积手法的基础上,根据不同证型可分别选择揉太阳、补脾经、运内八卦、补肺经、推坎宫、揉足三里、补肾顶、退六腑、清肺经、清心经。

肺卫不固型 选择揉太阳3分钟、推坎宫1分钟、揉足三里50次。

揉太阳

推坎宫

揉足三里

营卫失和证 选择揉太阳 3 分钟、补肺经 100~200 次、运内八卦 100 次、推坎宫 1 分钟。

揉太阳 · 补肺经 · 运内八卦 · 推坎宫

气阴亏虚型 选择补肺经 100~200 次、补脾经 100 次、运内八卦 100 次、补肾顶 30 次、揉足三里 50 次。

补肺经

补脾经

运内八卦

补肾顶

揉足三里

湿热内蕴型 选择揉太阳3分钟、清心经100次、清肺经100~200次、运内八卦100次、推坎宫1分钟、退六腑100次。

揉太阳

清心经

清肺经

运内八卦

推坎宫　　　　　　　　　退六腑

手法解析

冯氏捏积疗法,可刺激背部膀胱经腧穴及脊柱两侧夹脊穴,作用于督脉可以升提人体正气,调和营卫,可谓"督脉通诸脉通"。其中对脾俞、肺俞、肾俞、厥阴俞的重提刺激,可调畅气机,健脾固表,减少汗出。配合推拿手法所选取的揉太阳、补脾经、运内八卦、揉足三里、补肾顶,健脾止汗,用于虚性汗证。揉太阳、推坎宫、退六腑、清肺经、清心经,清热利湿,用于湿热实证的汗出。补肾顶可以治疗肾虚不固的汗出,而推坎宫可以治疗头部汗出。

专家提示

合理养护,适度参加户外活动和体育锻炼,增强孩子的体质。

◎ 中医调理膳食

黄芪山药百合黄精粥

黄芪10克、山药20克、百合20克、黄精10克、大米30克,将黄芪、山药、百合、黄精洗净加水煮,开锅30分钟后加入大米,加水熬煮成粥即可食用。适合于肺卫不固和脾肺气虚型汗证小儿食用。

薏苡仁陈皮粥

薏苡仁20克、陈皮10克、乌梅5克、大米30克。薏苡仁、陈皮、乌梅洗净加水500克,煎煮30分钟后,加大米煮至大米开花烂熟即可食用。适合于湿热内蕴型汗证的小儿服用。

小儿反复呼吸道感染

小儿反复呼吸道感染是指小儿在一段时间内反复罹患感冒、扁桃体炎、支气管炎、肺炎等呼吸道疾病,本病多见于6个月～6岁的小儿,1～3岁的幼儿更为常见。尤以冬春季节天气剧烈变化时容易反复发作,一般到学龄期前后明显好转。

一 疾病概述

1. 小儿反复呼吸道感染的主要病因

中医认为小儿反复呼吸道感染的原因多为先天不足、肺脾气虚、正气损伤。

(1)孩子先天体质柔弱、禀赋不足,或父母高龄体弱多病,或孕母在妊娠时罹患各种疾病,或孩子早产、胎气孱弱,生后体质较弱,不能耐受风寒侵袭,一感即病。

(2)孩子喂养不当,调护失宜,或因母乳不足,过早断乳,人工喂养不足,或喂养不科学,造成孩子偏食厌食,营养不良,脾胃运化力弱,脾肺气虚,易遭外邪侵袭。

(3)因用药不当,损伤正气。孩子感冒之后过服药物,损伤阳气,损耗小儿正气,使孩子抵抗力下降而反复感染;或是病邪没有清除,留伏于身体内,一旦受凉或疲劳后,留邪发作,旧病复燃,诸证又起。

2. 小儿反复呼吸道感染的临床表现

(1)先天不足型。表现为反复呼吸道感染,形体消瘦,肌肉松软,发育落后,乏力汗出,舌质淡,苔薄白,脉无力,指纹淡。

(2)肺脾气虚型。表现为反复呼吸道感染,形体消瘦,动辄汗出,厌食纳少,舌质淡,苔薄白,脉细无力,指纹淡。

(3)正气损伤型。表现为反复出现呼吸道感染,面色苍白,汗出不温,四肢发凉,舌质淡,苔薄白,脉无力,指纹淡。

3. 小儿反复呼吸道感染的生活调养

(1)合理养护,适度参加户外活动和体育锻炼,增强孩子的体质。

(2)在医生指导下合理用药,慎用苦寒药。

(3)注意纠正小儿偏食,鼓励孩子多吃蔬菜、水果。

二 治疗

【治疗原则】 补气固表,运脾补肾。

◎ 基本手法

　　运用冯氏捏积手法。在冯氏捏积疗法的提法的运用中需注意:术者从捏拿患儿脊背第5遍开始,在患儿督脉两旁膀胱经的脏腑腧穴处,用双手的拇指与食指合作分别在肺俞、脾俞、三焦俞、肾俞重提,用较重的力量在捏拿的基础上,向后上方用力提拉一下。提拉时力量要因人而异,酌情而定。孩子年龄大的、体质强壮的力量可重一点,年龄小的、体质弱的力量可轻一点。

　　治疗小儿反复呼吸道感染时选择肺俞、脾俞、三焦俞、肾俞重提,目的是通过这个手法,加强对背部脏腑腧穴的刺激,用以调整小儿脏腑的功能,起到调和营卫、运脾补肾、提高抗病能力的作用。冯氏捏积疗法,刺激背部膀胱经及脊柱两侧夹脊穴,其中对肺俞、脾俞、三焦俞及肾俞的刺激可健脾益气、补肾固表,肺脾健则营卫和谐,肾气足则元气充实,抵御病邪的能力增强。

重提肺俞

重提脾俞

重提三焦俞

重提肾俞

◎ 辨证推拿

配合按摩手法：在冯氏捏积手法的基础上，根据不同证型可分别选择推坎宫、揉太阳、补脾经、运内八卦、揉板门、推四横纹、点揉肺俞、点揉内外劳宫、推上三关。

先天不足型　选择推坎宫1分钟、揉太阳3分钟、清肺经100~200次、运内八卦100次、揉外劳宫3分钟。

推坎宫

揉太阳

清肺经

运内八卦

揉外劳宫

肺脾气虚型 选择补脾经 100 次、运内八卦 100 次、点揉肺俞 1 分钟、推四横纹 50~100 次、点揉内外劳宫 3 分钟。

补脾经

运内八卦

点揉肺俞

推四横纹

点揉内外劳宫

正气损伤型 选择清肺经100~200次、点揉肺俞1分钟、点揉内外劳宫3分钟。

清肺经

点揉肺俞

点揉内外劳宫

手法解析

　　冯氏捏积疗法，可刺激背部膀胱经腧穴及脊柱两侧夹脊穴，作用于督脉可以固护卫阳，防御外邪侵袭。其中对脾俞、肺俞、肾俞、三焦俞的重提刺激，可健脾补肾，益气固表，扶助人体正气，使身体强健，御邪于外。配合推拿手法所选取的推坎宫、揉太阳，调节卫阳，固护营阴；补脾经、运内八卦、点揉肺俞、推四横纹、推上三关，健脾补肺，补脾土生肺金，预防呼吸道感染；点揉内外劳宫，一内一外，一阴一阳，使内外和谐，阴平阳秘，提高防御疾病的能力。

◎ 中医调理膳食

山药百合黄精粥

　　山药20克、百合20克、黄精10克、大米30克，将山药、百合、黄精洗净加水煮，开锅30分钟后加入大米，熬煮成粥。适于先天不足型反复呼吸道感染。

黄芪百合粥

　　黄芪20克、百合20克、太子参10克、大米30克。黄芪、百合、太子参洗净加水500克，煎30分钟后去渣留汁，加大米煮至熟。适合肺脾气虚型反复呼吸道感染。

沙参银耳莲子汤

　　沙参10克、银耳20克、莲子10克，将沙参、银耳、莲子洗净加水煎煮饮服。适合于正气损伤型小儿反复呼吸道感染。

小儿反复咳嗽是由多种原因导致肺脏受损,肺气上逆而引起的一种反复发作的病症。本病症以咳嗽为主要表现,咳嗽时作时止,有痰或无痰。因其病程迁延,病情反复缠绵,影响小儿的正常生活和活动。

一 疾病概述

1.小儿反复咳嗽的主要病因

(1)小儿先天不足,或受疾病影响,或反复外感,致脾肺受损,肺脾不足,耗伤正气,而生咳嗽。

(2)因久咳不愈,或素体阴虚,阴虚内热,肺脏津液不足,而出现干咳久咳,痰黏少痰,声音嘶哑。

(3)孩子素体敏感,遇风邪犯肺或风邪伏于肺络,致使肺气宣发不畅,形成咳嗽。

2.小儿反复咳嗽的临床表现

(1)肺脾不足型。表现为咳嗽无力,痰白清稀,面色苍白,精神疲倦,食欲不振,汗多易感,舌质淡,苔薄白,脉细无力,指纹淡红。

(2)阴虚内热型。表现为咳嗽无痰,或痰黏不易咯出,口渴咽干声哑,手足心热,舌质红,苔少,脉细数,指纹紫。

(3)风邪犯肺型。表现为以咳嗽为主,突然出现干咳、阵咳、呛咳,伴有鼻塞、鼻痒打喷嚏、咽干咽痒,遇冷空气、油烟、异物等发作,舌质淡,苔薄,脉细,指纹色淡。

3.小儿反复咳嗽的生活调养

(1)提倡积极治疗原发病,不要单纯见咳治咳。

(2)适度补充富含营养的食物,加强身体锻炼,预防感染。

(3)饮食忌辛辣、油腻、过咸、过甜。

(4)过敏性体质的小孩,容易反复感冒或久咳不愈。一些孩子接触常见的过敏原如冷空气、尘螨、花粉、宠物毛发等,就会咳个不停。此时家长要想想孩子有没有过敏因素。

二 治疗

【治疗原则】 补益脾肺,宣肺理气。

◎ 基本手法

运用冯氏捏积手法。在冯氏捏积疗法的提法的运用中需注意：术者在捏拿患儿脊背第5遍开始,在患儿督脉两旁的膀胱经脏腑腧穴处,用双手的拇指与食指合作分别在脾俞、肺俞、三焦俞重提,在用较重的力量捏拿的基础上,向后上方用力提拉。治疗小儿咳嗽时选择脾俞、肺俞、三焦俞重提,目的是通过此手法,加强对背部脏腑腧穴的刺激,用以宣畅小儿气机,起到补益脾肺、宣肺理气的作用。

重提脾俞

重提肺俞

重提三焦俞

◎ 辨证推拿

配合按摩手法: 在冯氏捏积手法的基础上,根据不同证型可分别选择补脾经、补肺经、运内八卦、逆运内八卦、揉板门、推四横纹、点揉内外劳宫、揉太阳、点揉肺俞、揉足三里。

肺脾不足型 选择补脾经 100 次、补肺经 100~200 次、运内八卦 100 次、揉板门 300 次、揉足三里 50 次、点揉肺俞 1 分钟。

补脾经

补肺经

运内八卦

揉板门

揉足三里

点揉肺俞

阴虚内热型 选择补肺经 100~200 次、逆运内八卦 100 次、推四横纹 50~100 次、点揉内外劳宫 3 分钟、点揉肺俞 1 分钟。

补肺经

逆运内八卦

推四横纹

点揉内外劳宫

点揉肺俞

风邪犯肺型 选择补脾经 100 次、补肺经 100~200 次,运内八卦 100 次、揉板门 300 次、揉太阳 3 分钟、点揉肺俞 1 分钟、揉足三里 50 次。

补脾经

补肺经

运内八卦

揉板门

揉太阳

点揉肺俞

揉足三里

手法解析

　　冯氏捏积疗法治疗小儿反复咳嗽时,选择肺俞、脾俞、三焦俞重提,加强对肺俞、脾俞、三焦俞穴的刺激,用以调整小儿脏腑的功能,起到宣肃肺气、运脾化痰、敛气止咳的作用,提高防御疾病的能力。配合推拿手法所选取的补脾经、补肺经、运内八卦、揉板门、揉足三里、点揉肺俞,可以起到补脾土生肺金、预防呼吸道感染、益气止咳的作用;点揉内外劳宫,一内一外,使内外和谐,阴平阳秘;逆运内八卦、推四横纹、点揉肺俞,清虚热,益肺阴,补肺津;揉太阳、点揉肺俞,疏风清热,宣肺止咳。

由于小儿反复咳嗽治疗需要的时间较长,采用冯氏捏积疗法治疗,治疗疗程为1个月,连续治疗4个疗程,每个疗程6天,每天治疗1次。疗程结束后根据临床情况、治疗效果酌情制订下一步治疗计划。

◎ 中医调理膳食

百合莲子大枣粥

百合10克、莲子10克、大枣10克、大米30克。洗净加水适量,煮熟食用。适于肺脾不足型反复咳嗽的小儿服用。

川贝冰糖梨

把梨靠柄部横断切开,挖去中间核后放入2~3粒冰糖,5~6粒川贝(川贝要敲碎,研成末),把梨对拼好放入碗里,上锅蒸30分钟左右即可,分两次给宝宝吃。此方有润肺、止咳、化痰的作用。

煮萝卜水

白萝卜洗净,切4~5薄片,放入小锅内,加大半碗水,放火上烧开后,再改用小火煮5分钟即可。等水稍凉后再给宝宝喝,此方用于干咳少痰的效果不错,2岁以内的宝宝收到的效果更好。

山药粥

把山药去皮,切成小块放入食品粉碎机内,再加半碗水,将山药加工成稀糊状。然后倒入锅中,放火上烧,同时要不停地搅动,烧开即可。宝宝最好在空腹时食用,做好的一碗山药粥可以分2~3次喂宝宝。山药健脾胃、补肺气、益肾精,此方最适合肺脾不足的婴幼儿食用,不但能止咳,还对小儿的厌食、虚汗多、流口水、气虚胆小等病症也有辅助的治疗效果。需要注意的是,山药熬煮的时间不宜过久,否则,其中所含的淀粉酶就会分解,丧失滋补功效。

杏仁雪梨饮

百合10克、甜杏仁5克、雪梨1个,百合、杏仁、雪梨洗净加水蒸30分钟后,加少量冰糖后食用。适合于阴虚内热型反复咳嗽的小儿服用。

哮喘是指小儿反复发作哮鸣气喘的疾病。本病具有反复发作、迁延不愈的特点，有明显的遗传倾向，在季节变化时容易发病。小儿哮喘病分为发作期和缓解期，应用冯氏捏积疗法主要针对小儿哮喘缓解期的防治，目的侧重在调理脾肺，固本培元，增强抗病能力，以减少哮喘发作。

一 疾病概述

1. 小儿哮喘的主要病因

（1）小儿由于先天肺脾肾三脏功能的不足，因而肺气虚抵抗外感疾病的能力差，脾虚脾失健运，则水湿、痰饮内生。加之此类小儿的特异性体质，经常引起哮喘发作。

（2）小儿肾气不足，摄纳无权，亦不能蒸化水液，痰饮水泛，亦可引发哮喘。

（3）小儿哮喘病久不愈，阴虚内热，耗气伤阴，活动时气短，手足心热。

2. 小儿哮喘的临床表现

（1）肺脾气虚型。表现为反复感冒，气短，自汗出，疲乏无力，面色差，舌质淡，苔薄白，脉细弱，指纹淡红。

（2）脾肾阳虚型。表现为活动喘息，汗出身凉，肢冷恶寒，夜尿多，舌质淡，苔薄白，脉细弱，指纹淡。

（3）气阴亏虚型。表现为喘息，乏力，干咳，盗汗，手足心热，形体消瘦，便秘，舌质红，苔薄或剥苔，脉细数，指纹淡红。

3. 小儿哮喘的生活调养

（1）合理养护，适度参加户外活动和体育锻炼，增强孩子的体质，避免剧烈运动。

（2）避免接触尘螨、花粉、烟雾等。

（3）注意保暖，防止冷空气侵袭。

（4）详细询问病史（包括发病诱因、发病的次数、每次发作的持续时间、发作的时间规律及季节性、既往治疗措施及对治疗反应等）了解本人及家族的过敏史，制订合理的治疗方案并坚持长期治疗。

二 治疗

【**治疗原则**】益气固表,调和阴阳。

◎ 基本手法

运用冯氏捏积手法。操作者从捏拿患儿脊背第5遍开始,重提患儿督脉两旁膀胱经的脏腑腧穴,用双手的拇指与食指合作分别在肺俞、脾俞、肾俞处重提,用较重的力量在捏拿的基础上,向后上方用力提拉。治疗小儿哮喘病(缓解期)时选择肺俞、脾俞、肾俞重提,目的是通过这个手法,加强对背部脏腑腧穴的刺激,用以调整小儿肺脾肾三脏的功能,起到调和阴阳、健脾补肾、益气固表的作用。

重提肺俞

重提脾俞

重提肾俞

◎ 辨证推拿

配合按摩手法: 在冯氏捏积手法的基础上,根据不同证型可分别选择补脾经、补肺经、补肾经、清肺经、推坎宫、揉太阳、推上三关、上推七节骨、揉足三里、运内八卦。

肺脾气虚型 选择补脾经 100 次、补肺经 100~200 次、补肾经 30 次、揉太阳 3 分钟、推坎宫 1 分钟、揉足三里 50 次。

补脾经

补肺经

补肾经

揉太阳

推坎宫

揉足三里

脾肾阳虚型　选择补脾经 100 次、补肺经 100~200 次、补肾经 30 次、推上三关 30~50 次、上推七节骨 50~100 次。

补脾经

补肺经

补肾经

推上三关

上推七节骨

气阴亏虚型　选择清肺经 100~200 次、运内八卦 100 次、补肾经 30 次、补脾经 100 次。

清肺经

运内八卦

补肾经　　　　　　补脾经

手法解析

应用冯氏捏积疗法治疗小儿哮喘病（缓解期）时选择肺俞、脾俞、肾俞重提，目的是通过这个手法，加强对背部脏腑腧穴的刺激，用以调和小儿肺脾肾三脏的功能，调和阴阳、健脾补肾、益气固表，以达到防止哮喘发作的目的。配合所选取的小儿推拿手法补脾经、补肺经、补肾经、揉太阳、推坎宫、推上三关、揉足三里，主治脾肺肾三脏气虚的小儿哮喘；补肺经、揉足三里、上推七节骨，重点补肾培元，引火归元，益气固摄，治疗小儿久喘肺肾之气不固的虚性哮喘。

专家提示

由于小儿哮喘病（缓解期）病程较长，因此采用冯氏捏积疗法可每天2次，早晚各捏1次。

◎ 中医调理膳食

黄芪山药百合粥

黄芪10克、山药20克、百合20克、大米30克，将黄芪、山药、百合洗净加水煮，开锅30分钟后加入大米，加水熬煮成粥即可食用。适合于肺脾气虚型哮喘（缓解期）的小儿食用。

银杏核桃羊肉粥

银杏3克、核桃10克、羊肉50克，银杏、核桃、大米洗净，羊肉洗净切丁，将银杏、核桃、大米、羊肉丁加水同煮成粥即可食用。适合于脾肾阳虚型哮喘（缓解期）的小儿食用。

沙参银耳百合羹

沙参10克、银耳20克、百合10克，将沙参、银耳、百合洗净加水煮30分钟后，加少量淀粉勾芡，再加少量白糖食用。适合于气阴亏虚型哮喘（缓解期）的小儿食用。

小儿乳蛾症是小儿扁桃腺长期肿大,咽喉不利,反复发作的病症。罹患乳蛾症的孩子经常反复感冒,因病症反复发作,影响孩子的正常生活、学习甚至生长发育。

一 疾病概述

1. 小儿乳蛾的主要病因

(1)孩子禀赋不足,调护失宜。因先天虚亏,或因患病后调摄失宜等,损伤了小儿的正气,导致小儿咽喉不利,喉核肿大形成乳蛾。

(2)正虚邪恋,痰瘀互结。感受外邪未能及时祛除,或气滞血瘀与体内痰浊交阻,结于喉部,造成喉核长期肿大,遇外感侵袭或体质下降,即急性发作。主要表现为小儿喉核肿大,咽喉肿痛,喉核表面凹凸不平,时有低热,呼吸不畅,睡觉打呼噜,舌质红,苔薄黄,脉滑数,指纹红滞。

2. 小儿乳蛾的临床表现

(1)禀赋不足,调护失宜型。主要表现为小儿喉核肿大,咽喉不利,干嗽干呕,睡眠时呼吸不畅,打呼噜,舌质淡,苔薄白,脉滑,指纹淡红。

(2)正虚邪恋,痰瘀互结型。主要表现为小儿喉核肿大,咽喉肿痛,喉核表面凹凸不平,时有低热,呼吸不畅,睡觉打呼噜,舌质红,苔薄黄,脉滑数,指纹红滞。

3. 小儿乳蛾的生活调养

(1)注意口腔清洁,日常可用淡盐水漱口 。

(2)加强身体锻炼,提高机体抗病能力,预防感染。

(3)多饮水,饮食忌辛辣刺激食物。

(4)西医治疗反复发作的小儿扁桃腺炎,以手术摘除扁桃腺,以求根治。其实,扁桃腺是人体重要的免疫器官,参与免疫系统的全面活动,不主张摘除扁桃腺,因此,对于治疗扁桃腺炎还是建议先保守治疗。

二 治疗

【**治疗原则**】扶正祛邪,利咽散结。

◎ 基本手法

运用冯氏捏积手法。在捏拿患儿脊背第5遍开始,术者重提患儿督脉两旁的膀胱经脏腑腧穴,用双手的拇指与食指合作分别在脾俞、肺俞、胃俞、肾俞重提,在用较重的力量捏拿的基础上,向后上方用力提拉。治疗小儿乳蛾时选择脾俞、肺俞、胃俞、肾俞重提,目的是通过此手法,加强对脏腑腧穴的刺激,用以调畅小儿气血,通经活络,起到补益气血、扶正祛邪、利咽散结的作用。

重提脾俞

重提肺俞

重提胃俞　　重提肾俞

◎ 辨证推拿

配合按摩手法：在冯氏捏积手法的基础上，根据不同证型可分别选择补脾经、补肺经、推上三关、补肾经、清肝经、退六腑、揉外劳宫、揉足三里。

禀赋不足，调护失宜　选择补脾经 100 次、补肺经 100~200 次、推上三关 30~50 次、补肾经 30 次、揉外劳宫 3 分钟、揉足三里 50 次。

补脾经　　补肺经

推上三关　　补肾经

揉外劳宫

揉足三里

正虚邪恋，痰瘀互结　选择补脾经 100 次、推上三关 30~50 次、清肝经 100 次、退六腑 100 次、揉足三里 50 次。

补脾经

推上三关

清肝经

退六腑

揉足三里

手法解析

冯氏捏积疗法治疗小儿乳蛾时选择脾俞、肺俞、胃俞、肾俞重提,加强对肺、脾、胃、肾俞穴的刺激,用以清泻肺胃蕴热,解毒利咽,软坚散结。配合推拿手法所选取的补脾经、推上三关、清肝经、退六腑,清咽利喉,清泻肺胃实热;补脾经、补肾经、揉外劳宫、揉足三里,补脾益肾,弥补脾肾之不足。

专家提示

由于小儿乳蛾症是一种慢性反复发作的病症,治疗需要的时间较长,采用冯氏捏积疗法治疗疗程为 1 个月,连续治疗 4 个疗程,每个疗程 6 天,每天治疗 1 次。疗程结束后根据具体情况、治疗效果酌情制订下一步治疗计划。

◎ 中医调理膳食

百合罗汉果茶

百合干 6 克、罗汉果 3 克,洗净加开水浸泡,代茶饮用。适于禀赋不足、调护失宜型小儿乳蛾症服用。

白萝卜绞股蓝饮

白萝卜 300 克,鲜绞股蓝 25 克(干品减半),白糖 20 克。萝卜连皮洗净,切碎捣烂取汁;绞股蓝放锅内,加水适量,煎煮,去渣留液与萝卜汁混合,冲入白糖调化。多次少量,慢慢含咽。每日 1 剂,连服 5~7 剂,2 岁以下小儿酌减。

罗汉果鱼腥草饮

罗汉果 2 只,鱼腥草 30 克(干品减半)。将鱼腥草洗净,放锅内,加水 400 毫升,煮取 300 毫升,趁沸冲泡罗汉果约 15 分钟,滤去渣滓。每日 1 剂,随意饮服,疗程不限。

牛蒡子菊花麦冬茶

牛蒡子 6 克、菊花 3 克、麦冬 10 克,加开水浸泡。代茶饮用,适于正虚邪恋型小儿乳蛾症饮用。

五迟、五软即小儿生长发育不良。五迟的孩子比正常发育的孩子站立迟、行走迟、出牙齿迟、头发生长迟、语言发育迟。五软的孩子比正常发育的孩子头颈软、口软、手软、足软、肌肉软。五迟、五软病症既可单独出现，也可同时存在。

一　疾病概述

1. 五迟、五软的主要病因

五迟、五软发生的原因可分为先天因素和后天因素，多以肝肾不足、脾胃亏损最为常见。

（1）先天因素。多由父母精血虚亏，或孕期调摄失宜等遗患胎儿，损伤胎元之气，先天精气未充，脏气虚弱，肝肾亏损，筋骨肌肉失养而成。

（2）后天因素。因乳食不足或哺养失调，致脾胃亏损，气血虚弱，或分娩时难产、产伤，或重病后造成脑髓受损，而致生长发育障碍，口软、肌肉松软无力。

2. 五迟、五软的临床表现

（1）肝肾不足。主要表现为小儿2～3岁还不能站立行走，头发稀疏难长，牙齿萌出过晚，说话晚，夜寐不安，舌淡，苔少，脉细无力，指纹淡。

（2）脾胃亏损。表现为头颈软弱无力下垂，咀嚼无力，口流清涎，手臂松软不能握举，站立行走困难，肌肉松软无力，舌淡，苔薄白，脉细，指纹淡。

3. 五迟、五软的生活调养

（1）提倡及早进行干预治疗，配合针灸、康复训练等治疗。

（2）婴儿合理喂养，饮食注意补充富含营养的食物，食物宜软烂易消化。

（3）重症患儿注意全身护理，预防感染。

（4）重视功能锻炼，加强智力训练教育。

（5）注意防治各种急慢性疾病。

二 治疗

【治疗原则】补养肝肾,健脾益气,强筋健骨。

◎ 基本手法

运用冯氏捏积手法。在捏拿患儿脊背第5遍开始,术者重提患儿督脉两旁膀胱经的脏腑腧穴,用双手的拇指与食指合作分别在脾俞、胃俞、三焦俞、肾俞重提,在用较重的力量捏拿的基础上,向后上方用力提拉。提拉时力量要因孩子年龄大小、体质强壮而异,酌情而定。治疗小儿发育不良时选择脾俞、胃俞、三焦俞、肾俞重提,目的是通过此手法,加强对背部脏腑腧穴的刺激,用以调畅小儿气血,起到调和脾胃、运脾补肾、补益气血的作用。

重提脾俞　　　　　　　　　　　　重提胃俞

重提三焦俞

重提肾俞

◎ 辨证推拿

配合按摩手法：在冯氏捏积手法的基础上，根据不同证型可分别选择补脾经、推上三关、上推七节骨、摩腹、揉足三里、揉阳陵泉、捣小天心。

后天不足，脾胃亏损 选择补脾经100次、推上三关30~50次、上推七节骨50~100次、摩腹200次、揉足三里50次。

补脾经

推上三关

上推七节骨

摩腹　　　　　　　　　　　　　　　揉足三里

先天失养,肝肾不足　选择补脾经 100 次、上推七节骨 50~100 次、摩腹 200 次、揉足三里 50 次、揉阳陵泉 30 次、捣小天心 30~50 次。

补脾经　　　　　　　　　　　　　　上推七节骨

摩腹　　　　　　　　　　　　　　　揉足三里

揉阳陵泉　　　　　　　　捣小天心

手法解析

冯氏捏积疗法,可刺激背部膀胱经腧穴及脊柱两侧夹脊穴,其中对脾俞、三焦俞及肾俞的刺激可起到健脾益气、补肾培元的作用。小儿发育不良主要原因是脾肾两虚。小儿先天脾肾不足,生长发育障碍,则出现五迟、五软的现象。运用冯氏捏积疗法健脾补肾,益气固元,协调脏腑功能,促进生长发育。此外,配合所选取的小儿推拿手法补脾经、推上三关、上推七节骨、摩腹、揉足三里,补益脾肾,强筋健骨;补脾经、揉阳陵泉、揉足三里、捣小天心,治疗四肢肌肉痿软无力。

专家提示　由于小儿发育不良治疗需要的时间较长,采用冯氏捏积疗法治疗疗程是1个月,连续治疗4个疗程,每个疗程6天,每天治疗1次。疗程结束后根据临床情况、治疗效果评估,酌情制订下一步治疗计划。除采用冯氏捏积疗法治疗之外,还应配合药物、针灸、康复训练等治疗方法。

◎ 中医调理膳食

莲子瘦肉粥

莲子10克、瘦肉末20克、大米30克。洗净加水适量,煮熟食用。适于先天禀赋不足的小儿服用。

大枣山药莲子芡实粥

大枣10克、山药10克、莲子10克、芡实10克、大米30克,上述食物洗净加水500克,煮熟。适合于脾肾不足生长发育不良的小儿食用。

小儿脱肛是指小儿直肠或直肠黏膜脱出肛门外的病症。可因小儿长期便秘或慢性腹泻等原因引起。当小儿向下用力、哭闹等腹压增大时容易发生,严重影响了孩子的日常生活和生长发育。

一 疾病概述

1. 小儿脱肛的主要病因

小儿脱肛发生的原因以气虚下陷、实热下迫最为常见。

(1)气虚下陷。小儿脏腑娇嫩,元气不足,孩子或因营养不良,或因久泻伤脾,或因长期便秘,导致气虚不能固摄,升提无力,而出现脱肛。

(2)实热下迫。小儿肺胃积热,实热内蕴,下移大肠,导致脱肛。

2. 小儿脱肛的临床表现

(1)气虚下陷型。表现为大便用力时,或是咳嗽、哭闹时,直肠脱出体外,轻者自行回复,重者需他人手托回复,伴有精神疲倦,腹胀,舌质淡,苔薄白,脉细弱,指纹淡。

(2)实热下迫型。表现为直肠脱出体外,局部红肿、疼痛,伴有孩子烦躁口渴,哭闹不安,大便干燥,舌质红,苔黄厚,脉滑,指纹紫滞。

3. 小儿脱肛的生活调养

(1)注意小儿肛周护理,腹部免受寒凉。

(2)禁食螃蟹。禁食冷饮、煎炸、寒性、辛辣食品。

(3)注意治疗引起小儿脱肛的原发病如便秘、慢性腹泻等。

(4)脱肛小儿尽量避免引起腹压增大的因素,如哭闹、便秘等。

(5)小儿脱肛可用手按揉复位,如有肛门周围肿痛时,可用热水坐浴,加速局部血液循环,促使脱肛复原。

(6)改变患儿大便的体位,避免蹲式排便,可由家长抱着排便或坐小儿坐便盆排便。

二 治疗

【治疗原则】 益气固摄,清热泻火。

◎ 基本手法

运用冯氏捏积手法。操作者在捏拿患儿脊背第5遍开始,重提患儿督脉两旁膀胱经的脏腑腧穴,用双手的拇指与食指合作分别将脏腑腧穴处的皮肤,用较重的力量在捏拿的基础上,向后上方用力牵拉。治疗小儿脱肛时选脾俞、胃俞、三焦俞、肾俞重提,目的是通过这个手法,加强对背部脏腑腧穴的刺激,用以调整小儿脏腑气血,提升中气,使之起到益气固摄的作用。

重提脾俞　　　　　　　　　重提胃俞

重提三焦俞　　　　　　　　重提肾俞

◎ 辨证推拿

配合按摩手法:在冯氏捏积手法的基础上,根据不同证型可分别选择补脾经、运内八卦、揉板门、补肾顶、退六腑、推上三关、揉外劳宫、清大肠、上推七节骨、揉龟尾。

气虚下陷型　选择补脾经 100 次、运内八卦 100 次、揉板门 300 次、补肾顶 30 次、推上三关 30~50 次、上推七节骨 50~100 次、揉龟尾 30 次。

补脾经　　　　　　　　　　运内八卦

揉板门　　　　　　　　　　补肾顶

推上三关 上推七节骨

揉龟尾

实热下迫型 选择清肺经 100~200 次、退六腑 100 次、清大肠 100 次、揉外劳宫 3 分钟、上推七节骨 50~100 次、揉龟尾 30 次。

清肺经 退六腑

清大肠 揉外劳宫

上推七节骨　　揉龟尾

小儿脱肛的主要原因:一是气虚不固,中气下陷;二是实热内蕴,下迫大肠,出现小儿脱肛。应用冯氏捏积疗法,可刺激背部膀胱经腧穴及脊柱两侧夹脊穴,其中对脾俞、胃俞、三焦俞及肾俞的刺激可起到振奋督脉、健脾益气、补肾固元、清利实热、回原固脱的作用。运用冯氏捏积疗法能够健脾补肾,益气固元,清热泻火。此外,配合所选取的小儿推拿手法补脾经、运内八卦、揉外劳宫、揉板门、补肾顶,健脾补肾,主治脾肾气虚的小儿脱肛;补肾经、揉龟尾、上推七节骨,重点培补元阳,固摄归元。而清肺经、退六腑、清大肠,清热解毒,清胃肠实热;揉龟尾、上推七节骨,固肠提升,促进肛肠回复。

专家提示

治疗小儿脱肛时,在运用捏积手法时应该注意轻柔和缓,若病史较长,治疗需要2~3个疗程。

◎ 中医调理膳食

黄芪大枣荷叶粥

黄芪10克、大枣10克、荷叶3克、大米50克,将大米洗净加水煮,开锅后加入黄芪、大枣同煮,待大米开花加入荷叶稍煮即可食用。适于气虚下陷型脱肛。

薏苡仁赤小豆芡实粥

薏苡仁30克、赤小豆10克、芡实10克、大米30克。赤小豆捣碎浸泡,薏苡仁、芡实、大米洗净,加水适量煮熟食用。适于实热下迫型小儿脱肛。

小儿湿疹是以皮肤反复出现细小的红色丘疹或有液体渗出、或皮肤结痂脱屑,伴有瘙痒的皮肤病。经常出现在小儿的面颊部、四肢皮肤褶皱处。属于中医的湿热内蕴、外发肌肤的病症。

一 疾病概述

1. 小儿湿疹的主要病因

小儿湿疹发生的原因以脾虚湿盛、湿热浸渍最为常见。

(1)脾虚湿盛。小儿脾常不足,后天调护不当,导致脾虚不运,湿浊内生,致使小儿肌肤发为湿疹。

(2)湿热浸渍。小儿素体湿盛,湿热内蕴,外发皮肤,出现湿疹。

2. 小儿湿疹的临床表现

(1)脾虚湿盛型。表现出皮肤湿疹,皮疹色黯,面色不华,厌食,大便稀软,舌淡,苔白腻,脉濡,指纹淡。

(2)湿热浸渍型。表现为小儿皮肤湿疹颜色鲜红,瘙痒,伴有液体渗出,大便秘结,烦躁不安,舌质红,舌苔黄腻,脉滑、指纹紫。

3. 小儿湿疹的生活调养

(1)治疗小儿湿疹时,禁食芸豆、螃蟹。禁食辛辣、煎炸、寒凉食品。禁食羊肉、鱼虾等发物食品。

(2)合理喂养,适量适度,循序渐进添加辅食。

(3)注意纠正孩子偏食,鼓励孩子多吃蔬菜、水果。

(4)引起湿疹的病因是复杂的,其中过敏因素是主要因素之一,主要为对食入物、吸入物或接触物不耐受或过敏所致,所以有过敏体质家族史的小儿更容易发生湿疹。如果已经发现食用某种食物而出现湿疹,则应避免再次进食这种食物。

二 治疗

【治疗原则】 总原则是健脾利湿。根据不同的证型可以分别采用健脾祛湿、润肤止痒等治疗方法。

◎ 基本手法

运用冯氏捏积手法。操作者在捏拿患儿脊背第5遍开始,重提患儿督脉两旁的膀胱经脏腑腧穴,用双手的拇指与食指合作分别将脏腑腧穴处的皮肤,用较重的力量在捏拿的基础上,向后上方用力牵拉一下。治疗小儿湿疹时选脾俞、胃俞、三焦俞、厥阴俞重提,目的是通过这个手法,加强对背部脏腑腧穴的刺激,用以调整小儿脾胃的功能,健脾利湿,使之起到健脾润肤、祛风止痒的作用。

三焦俞 胃俞 脾俞　　厥阴俞

重提脾俞　　　　重提胃俞

重提三焦俞　　重提厥阴俞

◎ 辨证推拿

配合按摩手法: 在冯氏捏积手法的基础上,根据不同证型可分别选择补脾经、运内八卦、推四横纹、退六腑、推上三关、点揉肺俞、揉中脘、清大肠、揉足二里、揉阳陵泉。

脾虚湿盛型　　选择补脾经100次、运内八卦100次、推四横纹50~100次、退六腑100次、推上三关30~50次、揉中脘100次、清大肠100次、揉足三里50次。

补脾经　　运内八卦

推四横纹　　退六腑

推上三关　揉中脘

清大肠　揉足三里

湿热浸渍型　选择补脾经 100 次、点揉肺俞 1 分钟、揉足三里 50 次、清大肠 100 次、退六腑 100 次、揉阳陵泉 30 次。

补脾经　点揉肺俞

揉足三里　清大肠

退六腑

揉阳陵泉

手法解析

　　冯氏捏积疗法，可刺激背部膀胱经腧穴及脊柱两侧夹脊穴，其中对脾俞、胃俞、三焦俞及厥阴俞的刺激可健脾利湿，祛风止痒。小儿湿疹多因脾虚湿盛，若小儿脾胃运化正常，则食滞水湿不能消除，蕴郁肌肤，发为湿疹。因此，运用冯氏捏积法既可健脾助运，又能补肺固表，抵御外湿浸渍。配合所选取的小儿推拿手法补脾经、运内八卦、推四横纹、推上三关，健脾祛湿；退六腑、揉中脘、清大肠，清热透湿；揉足三里，滋阴润肤止痒。

专家提示

　　治疗小儿湿疹时，如捏积部位有湿疹及皮损时，不宜采用捏积手法。

◎ 中医调理膳食

山药莲子薏苡仁糊

　　山药 100 克、莲子 100 克、薏苡仁 100 克，将山药、莲子、薏苡仁洗净研磨成粉，加水煮至糊状，待晾温后食用。适合于脾虚湿盛型湿疹孩子食用，具有健脾祛湿的作用。

薏苡仁马齿苋粥

　　薏苡仁 30 克、鲜马齿苋 20 克、大米 100 克，将薏苡仁、大米洗净加水煮，熟后加入鲜马齿苋煮 10 分钟，待晾温后食用。具有清热祛湿的作用，适合于湿热浸渍型的湿疹小儿食用。

附：小儿保健推拿方法

一 益智安神法

基本手法：在冯氏捏积疗法基础上加揉百会30次、清心经100次、分推腹阴阳50次。

功效：具有促进小儿心智发育、安神宁志、调节睡眠的作用，使身心健康发展。

两指捏法　　揉百会

清心经　　分推腹阴阳

　　冯氏捏积疗法作用于人体的督脉和膀胱经上，再配合推拿手法揉百会、清心经、分推腹阴阳，具有健脾柔肝、清心安神、益智的作用，经常坚持捏积、推拿，可以提高小儿的睡眠质量，从而促进小儿的生长发育。同时，也可以使小儿心情愉悦、心智聪慧、健康成长。

二 顾护肺卫法

基本手法:在冯氏捏积疗法基础上加补脾经100次、清肺经100~200次、推上三关30~50次、揉外劳宫3分钟。

功效:具有提高小儿免疫功能、增强抗病能力、预防感染性疾病的作用。

两指捏法

补脾经

清肺经

推上三关

揉外劳宫

手法解析

冯氏捏积疗法,配合推拿手法补脾经、清肺经、推上三关、揉外劳宫,具有健脾补肺的功能。中医讲脾土生肺金,只有脾胃强健,小儿的肺卫功能才能正常,才能抵御疾病的侵袭而健康成长。

三　健脾和胃法

基本手法：在冯氏捏积疗法基础上加补脾经 100 次、摩腹 200 次、运内八卦 100 次、拿肚角（左右各拿 5 次）。

功效：具有促　　　儿脾胃功能、增强消化吸收　　　进小儿生长发育的作用。

两指捏法

补脾经

运内八卦

拿肚角

手法解析

冯氏捏积疗法可以疏通经络，调节脏腑功能，特别是在健脾助运方面功效突出。小儿以脾胃为本，脾胃功能强健，则生长发育正常，机体的抗病能力强。配合推拿手法补脾经、摩腹、运内八卦、拿肚角，可以强健脾胃，促进脾胃的运化功能，消食除腹胀，以达到保健的目的。